Raoof Ahmad Patoo
Sanjay Kumar
Adil Mehraj Khan

FORMULAÇÃO DE UM BLOCO DE ALIMENTOS CONCENTRADOS DE ESCÓRIA DE JAGGERY COMO ALIMENTO PARA O GADO

Raoof Ahmad Patoo
Sanjay Kumar
Adil Mehraj Khan

FORMULAÇÃO DE UM BLOCO DE ALIMENTOS CONCENTRADOS DE ESCÓRIA DE JAGGERY COMO ALIMENTO PARA O GADO

ScienciaScripts

Imprint

Cover image: www.ingimage.com

This book is a translation from the original published under ISBN 978-620-8-01221-2.

Publisher:
Sciencia Scripts
is a trademark of
Dodo Books Indian Ocean Ltd. and OmniScriptum S.R.L publishing group

120 High Road, East Finchley, London, N2 9ED, United Kingdom
Str. Armeneasca 28/1, office 1, Chisinau MD-2012, Republic of Moldova, Europe
Printed at: see last page
ISBN: 978-620-8-14086-1

RECONHECIMENTO

A permanência do ser humano neste mundo é apoiada por muitos outros. Para alguns, o reconhecimento pode ser apenas uma coisa insignificante escrita num pedaço de papel. No entanto, na sua verdadeira essência, dá-nos a oportunidade de recordar e expressar os nossos sentimentos àqueles que amamos, veneramos e partilhamos os nossos segredos. Aqui tenho uma grande oportunidade de expressar o meu agradecimento às pessoas que, de certa forma, me ajudaram e apoiaram a completar este registo.

*Gostaria de agradecer em primeiro lugar ao **ALTÍSSIMO ALLAH**, pois com o Seu amor e graciosidade, e da Sua inquebrantável conveniência, recebi uma fé inabalável e resistência para a conclusão deste humilde empreendimento.*

*O amor, o encorajamento e o entusiasmo são as histórias do tecido da fundação intelectual. Este é o ponto que me foi inculcado com a bênção dos **meus pais**. O resultado é um enigma, sempre que projeto a minha memória para consultar o meu intelecto sobre algumas palavras para exprimir a minha gratidão para com eles e não consigo transformar as suas entidades imaculadas de actos em meros códigos de linguagem. Inclino a minha mente, o meu corpo e o meu espírito para serem quebrados pelos mais calorosos, glorificados e dourados raios dos meus amados pais e família. Eles são os escultores da minha bela vida.*

Raoof Ahmad Patoo)
Autor

ÍNDICE

INTRODUÇÃO ... 3
REVISÃO DA LITERATURA ... 8
MATERIAIS E MÉTODOS ... 35
RESULTADOS E DISCUSSÃO ... 46
RESUMO E CONCLUSÃO ... 72

1 INTRODUÇÃO

O efetivo pecuário da Índia aumentou nos últimos anos e, consequentemente, as suas necessidades de alimentos e forragens também aumentaram. A alimentação é um dos principais factores que influenciam a produtividade dos animais e, infelizmente, é também a principal área de preocupação, como indicado em vários documentos políticos sobre o desenvolvimento da pecuária **(NCAP, 2004; Ramachandra *et al.*, 2007)**.

A produção de suínos compete diretamente com os seres humanos pelos cereais e suplementos proteicos de alta qualidade na maioria dos países em desenvolvimento **(Oke, 1990)**, onde a população humana obtém 58% da sua ingestão calórica total a partir de cereais, em comparação com 28% nos países desenvolvidos **(Ensminger *et al.*, 1990)**. De acordo com a **FAO (2004),** a produção mundial de cereais tem vindo a estagnar desde 1996, mas a utilização mundial de cereais, por outro lado, tem continuado a registar uma tendência ascendente e tem excedido a produção em quantidades significativas de forma contínua desde 2000. Para além do aumento da procura de cereais para fins alimentares, a nova procura de etanol está a afetar fortemente os mercados de cereais. Atualmente, os preços dos cereais dispararam no meio de uma febre de biocombustíveis sem precedentes. Neste cenário, os nutricionistas de suínos em muitos países em desenvolvimento encontram-se desesperadamente à procura de alimentos alternativos à energia para alimentar os suínos **(Myer *et al.*, 2001).** Assim, muitos cientistas estão a tentar explorar alguns alimentos alternativos adequados para a produção de suínos.

Os alimentos alternativos para animais são produtos residuais comestíveis ou co-produtos da agricultura ou das indústrias de transformação de alimentos, de preparação de alimentos ou de serviços alimentares não consumidos por seres humanos, mas que são adequados para alimentar suínos, transformando-os em carne de porco - um produto comestível por seres humanos. Exemplos dessas indústrias incluem a moagem de cereais, os subprodutos da indústria da cana-de-açúcar, o fabrico de cerveja e a destilação; a panificação; a transformação de frutas e produtos hortícolas; a transformação de carne, leite e ovos; a transformação de produtos do mar; o fabrico de alimentos preparados; e os estabelecimentos de venda de alimentos a retalho. Os alimentos alternativos incluem também alimentos que não são dados regularmente aos suínos, especialmente em épocas de preços baixos e/ou excedentes, ou durante a escassez de alimentos tradicionais. Os alimentos alternativos podem incluir materiais disponíveis localmente que podem ser substitutos económicos de alimentos tradicionais caros ou não facilmente disponíveis **(Myer e Hall, 2004)**. **Miller *et al.* (1994)** propuseram agrupamentos de alguns subprodutos potenciais para suínos de acordo com a sua origem primária: animais (leite, carne e subprodutos de ovos), cereais (subprodutos de moagem, panificação, fabrico de cerveja e destilação), produção de açúcar e amido (melaço de cana, beterraba e milho, e doces de recuperação) e materiais vegetais (feijão de descarte, raízes e subprodutos de batata).

Na maioria das formulações de dietas para suínos, os ingredientes que fornecem a maior parte da energia (ou seja, o milho) geralmente representam o custo mais alto entre todos os ingredientes da dieta. Isto deve-se à elevada proporção da dieta que é contabilizada para os ingredientes energéticos. Assim, por razões de custo total, os alimentos energéticos alternativos devem ser considerados em primeiro lugar quando se pensa em substituir parcialmente as dietas dos suínos. Em muitos países em desenvolvimento, os alimentos alternativos para suínos representam não só uma opção económica para baixar os custos de produção, mas também uma abordagem ecológica para a eliminação das enormes quantidades de materiais orgânicos em tempos de crescente produção de subprodutos e escassez de aterros. Assim, o papel dos suínos na reciclagem e na "adição de valor" a muitos destes subprodutos e resíduos está a tornar-se cada vez mais importante como uma opção viável de gestão de resíduos **(Agudelo, 2009)**. Foram feitos avanços consideráveis no desenvolvimento de alimentos alternativos através da utilização de subprodutos da cana-de-açúcar **(Sarria *et al.*, 1990; Mena, 1983; Perez, 1995)**. Muitos investigadores **(Figueroa e Ly 1990)** tentaram também substituir o milho por melaço.

Na cintura da cana-de-açúcar, como a região do tarai, a escória de açúcar de cana concentrada (CJS) está a ser amplamente utilizada na alimentação de suínos e gado leiteiro. A escória de açúcar concentrado (CJS) é o subproduto semi-sólido da unidade de preparação de açúcar concentrado ou kolhu, que não é mais do que a escória obtida durante o fabrico de açúcar concentrado. A espuma é retirada do sumo em ebulição por uma simples colher perfurada com uma pega longa. A espuma é recolhida num pano e pendurada numa área elevada até que todo o extrato saia. O material sólido que permanece no pano é o subproduto da unidade de produção de açúcar doce. Trata-se de uma fonte de alimentação não convencional que é principalmente utilizada como ingrediente energético. Como contém uma boa quantidade de açúcar não redutor, pode ser misturado com qualquer ingrediente de alimentos não palatáveis para aumentar a sua palatabilidade. Os agricultores obtêm diariamente a escória concentrada de jaggery da unidade de formação de jaggery, utilizando um tambor com base no pagamento. No entanto, existem algumas dificuldades práticas na utilização de concentrado de escória de açúcar mascavado, como a obtenção diária, o agricultor pode necessitar de mão de obra adicional para obter o material, tem de ser alimentado o mais cedo possível para manter a ingestão adequada. Além disso, verificou-se que fermenta em poucos dias e torna-se imprópria para alimentar os porcos **(Patel, 2009)**. Em última análise, se a escória de concentrado de açúcar de cana não for utilizada para a alimentação animal, será tratada como resíduo, causando poluição ambiental.

A escória concentrada de jaggery (CJS) está disponível em abundância durante os meses de novembro a março. Assim, se puder ser armazenada por secagem com alimentos para animais com propriedades absorventes, será um grande benefício para a indústria animal. O concentrado de escória de jaggery (CJS) contém um teor de humidade (MC) de 64,5%, matéria seca (DM) de 35,5%, proteína bruta (CP) de 12,34%, extrato etéreo (EE) de 9,13%, fibra bruta (CF) de 0%, extrato isento de azoto (NFE) de 70,08% e energia bruta GE de 4253,86 (Kcal/kg). Uma vez que a escória do concentrado de açúcar de cana contém um elevado teor de humidade e de açúcares redutores, o resultado é um rápido crescimento microbiano que limita o período de armazenamento deste produto. A fim de aumentar o seu período de armazenagem, podem misturar-se alimentos com propriedades absorventes, como farelos de trigo, etc., para preparar blocos de alimentação, que são secos ao sol. Estes blocos de concentrado de escória de açúcar mascavado (CJS) podem ser utilizados nas épocas de escassez quando não há disponibilidade de concentrado de escória de açúcar mascavado. Para além disso, pode resolver o problema do manuseamento, transporte e alimentação da escória de concentrado de açúcar mascavado. Um estudo anterior mostrou que a CJS pode ser armazenada durante uma semana em fresco **(Patel, 2009)**. Ao consultar a literatura, não há estudos disponíveis sobre a preparação e o armazenamento de blocos de alimentos concentrados de escória de açúcar mascavado.

Por conseguinte, tendo em conta a importância do armazenamento da escória de concentrado de açúcar doce, o presente estudo foi realizado com os seguintes objectivos

(i) Normalizar o processo de preparação de blocos de ração concentrada de escória de açúcar mascavado para suínos.

(ii) Para descobrir a percentagem de escória de açúcar concentrado a incluir nos blocos alimentados com escória de açúcar concentrado, adequados para um período de armazenamento mais longo.

(iii) Estudar as qualidades físicas dos blocos de alimentos concentrados à base de açúcar de cana para suínos durante o período de armazenamento.

(iv) Estudar a análise nutricional de blocos de ração concentrados de escória de açúcar mascavado para suínos durante o período de armazenamento.

(v) Estudar a contagem bacteriana total de blocos de alimentos concentrados com escória de açúcar mascavado para suínos durante o período de armazenamento.

2 REVISÃO DA LITERATURA

A escória concentrada de jaggery (CJS) é um subproduto obtido na unidade de produção de jaggery. É uma boa fonte de alimento energético alternativo para suínos, com potencial para substituir os alimentos energéticos convencionais/tradicionais **(Patel, 2009)**. Devido ao seu elevado teor de humidade e aos açúcares redutores, o seu prazo de validade é afetado, o que limita a sua utilização a longo prazo. Neste capítulo, é apresentada a literatura pertinente sobre a preparação de blocos de ração concentrados de escória de jaggery.

2.1 Escória de Jaggery concentrada

A escória concentrada de açúcar de cana (CJS) é uma escória obtida durante o fabrico de açúcar de cana. O termo "escória" refere-se ao material coloidal floculado removido da superfície do sumo de cana-de-açúcar em ebulição por uma simples colher perfurada com um cabo longo. É produzida pela adição de diferentes clarificantes como hidros (hidrossulfito de sódio), cal, carbonato de sódio, superfosfato, fosfato de diamónio e alúmen. São também utilizados vários extractos de plantas, como a deola (*Hibiscus ficulneus*), a casca de semal (*Bombax malabarieum*), extractos de suklai (*Kydia calyma*), amendoim (*Arachis hypogea*) e rícino (*Ricinus communis*), dependendo da sua disponibilidade **(Khana e Chaleravarty, 1955)**. Os clarificantes químicos actuam como floculantes devido à sua natureza eléctrica. Os extractos de plantas utilizados como clarificantes contêm geralmente gomas e mucilagens. Trata-se de polímeros que contêm unidades repetidas de ácido glucorónico. Estes polímeros dissociam-se e formam partículas carregadas com um grande número de sítios activos para atrair os catiões das impurezas. Isto coagula as partículas levando à formação de escuma/espuma, que se acumula no topo do sumo em ebulição **(Riffer, 1988)**. A espuma recolhida é pendurada num pano numa área elevada até que todo o extrato saia. O material sólido residual que permanece no pano contém açúcar, minerais, proteínas e partículas de solo que aderiram ao caule da cana **(Preston e Murgueitio, 1992)**. Por vezes é cientificamente referido como Lama de Filtro ou Lama de Prensa ou Resíduo de Cana-de-Açúcar e localmente como Maili.

Patel, 2009 referiu-se à escória concentrada de jaggery (CJS) como bolo de filtro de jaggery (JFC) e relatou a composição proximal da escória concentrada de jaggery como DM-35.5%, OM-91.56%, TA-8.45%, CP-12.34%, EE-9.13%, CF-0%, NFE-70.08% e energia bruta 4253.8 kcal/kg. No entanto, será designada como escória de jaggery concentrada (CJS) ao longo desta literatura, o que é mais apropriado.

2.2 Produção e disponibilidade

O nosso país necessita de, pelo menos, 54 milhões de toneladas de edulcorantes, dos quais se presume que cerca de 40% sejam obtidos a partir de jaggery e khandsari. Cerca de 50% da produção total de açúcar é desviada para a produção de jaggery na Índia **(Patel e Stringate, 1982)**. Um quintal de cana-de-açúcar pode produzir 7-11 kg de açúcar de cana e cerca de 10% da escória de açúcar de cana concentrada é obtida aquando da produção de açúcar de cana **(Jasmohan, 2007)**. O rendimento do açúcar de cana depende principalmente da qualidade da cana-de-açúcar e da eficiência da extração do sumo **(Singh e Shahi, 2002)**. A produção de açúcar doce é um processo por lotes que muitas vezes requer até 3 dias para ser concluído, o que significa que, quando o segundo lote é concluído, pode esperar-se uma boa quantidade de escória de açúcar doce concentrado, mas a escória de açúcar doce concentrado é rapidamente fermentada e está a ser desperdiçada. A disponibilidade de subprodutos das fábricas de açúcar na Índia e no mundo, segundo **Suresh (2007)**, é indicada no quadro seguinte:

Quadro 2.1: Disponibilidade de subprodutos da cana-de-açúcar na Índia

Subprodutos	**Rendimento (em % de cana-de-açúcar)**	**Disponibilidade em milhões de toneladas**	
		Índia	**Mundo**
Bagaço	30.0	52.0	150.0
Bolo de filtro	3.0	5.0	16.0
Melaço	4.0	6.9	18.0

2.3 Preparação de blocos de alimentos para animais utilizando escória concentrada de açúcar de cana e melaço

Embora não existam referências disponíveis na literatura sobre a preparação de blocos de alimentos concentrados de escória de jaggery. No entanto, existem referências sobre blocos de alimentos à base de melaço preparados para diferentes espécies, com referências especiais a blocos minerais de melaço e ureia para ruminantes.

Os suplementos alimentares em blocos (FB) tiveram origem na África do Sul e depois espalharam-se pela Austrália e pelo Reino Unido como meio de fornecer pequenas quantidades seguras de ureia, energia e minerais a bovinos e ovinos mantidos em condições extensivas **(Topps,1975)**. No início dos anos oitenta, a Organização das Nações Unidas para a Alimentação e a Agricultura (FAO) promoveu a tecnologia dos blocos alimentares nos países produtores de açúcar da África Ocidental, do Norte de África, do Sul da Ásia e da Ásia Ocidental **(Sansoucy, 1986; Sansouey, *et al.*, 1988; Lengetal, 1991; Hadjipanayiotous *et al.*, 1993)**. Mais de sessenta países receberam assistência da FAO para desenvolver, fabricar e distribuir blocos de ureia de melaço e outros subprodutos agro-industriais como suplemento alimentar para o gado **(Salman, 2004).**

Na Índia, o National Dairy Development Board (NDDB), em Anand, introduziu pela primeira vez os blocos minerais de melaço de ureia (UMMB) junto dos agricultores em 1983. Nos primeiros tempos, os UMMB eram preparados utilizando a técnica do "processo a quente", em que o melaço aquecido a vapor era misturado com outros ingredientes secos para alimentação animal num recipiente isolado com camisa dupla. Após aquecimento durante 150 a 180 minutos a 130^{0} C, o material era retirado do recipiente, pesado em alíquotas de 3 kg, colocado em moldes e deixado endurecer. Os blocos eram altamente higroscópicos, com pelo menos 60% de humidade relativa, e tinham tendência a derreter durante o armazenamento. No entanto, devido aos elevados custos do processo de produção e à sua ineficiência, estes blocos de ração não eram muito populares entre os agricultores. Este facto estimulou novos trabalhos de investigação e desenvolvimento que levaram ao desenvolvimento de um processo alternativo, ou seja, o "processo a frio". Neste processo, são adicionados agentes gelificantes, tais como óxido de cálcio e de magnésio, hidróxido de cálcio, cimento, etc., que ajudam a solidificar o material do bloco **(Sansoucy, 1986; Tiwari, *et al.*, 1990)**. O material foi colocado nos moldes para solidificar durante a noite. Depois de armazenados durante uma semana, os blocos foram oferecidos aos animais, mas verificou-se que, quatro a seis semanas após a produção, os blocos se tinham tornado muito duros e só eram lambidos esporadicamente. Para ultrapassar este problema, a proporção de farelo foi aumentada para 30%, o que permitiu reduzir o nível de óxido de cálcio para 6% durante o inverno e 7% durante o verão **(Garg *et al.*, 1998).**

Musher (1945) utilizou alfafa que é primeiro submetida a um tratamento de pré-secagem até atingir um teor de humidade inferior a 3%, que é depois misturada com melaço com agitação vigorosa para produzir uma forma de composição de alimentos para animais seca ou granulada de melaço, que manterá as suas caraterísticas secas durante um longo período de tempo, mesmo em atmosfera húmida. A sua produção é relativamente fácil e económica.

Do mesmo modo, **Turner e Wright (1963)** utilizaram farinha de soja como suporte, impregnada com um ingrediente alimentar que é substancialmente não secante, como melaço de cinta negra, melaço de açúcar de milho, licor de sono de milho, etc., para obter um tipo de material alimentar armazenável que não se aglomera nem forma grumos. Ao misturar um ingrediente alimentar não secante com cascas de soja, etc., o ingrediente penetra nas partículas de alimentação do moinho de tal forma que a secagem subsequente do produto é facilmente conseguida, durante a operação de secagem. O produto seco é adequado para utilização em blocos de alimentação ou como mistura seca na formulação de alimentos para animais.

Baribo e Porter (1966) utilizaram este tipo de produtos secos/desidratados com cerca de 70 a 77% em peso, juntamente com 15 a 23% em peso de NaCl, 1 a 4% em peso de gordura comestível e 5 a 12% de aglutinante húmido para formar um bloco de ração que é resistente às intempéries e pode permanecer utilizável ao ar livre durante longos períodos de tempo.

Baribo *et al.* (1966) prepararam blocos de ração animal contendo uma elevada percentagem de melaço (subproduto da indústria da cana-de-açúcar) que é resistente às intempéries, pode permanecer em forma utilizável ao ar livre durante longos períodos de tempo e será consumido em quantidades adequadas pelo gado. Foi utilizado equipamento normal de fabrico de blocos para produzir blocos de alimentação animal à base de melaço, que normalmente pressiona os blocos a uma pressão de aproximadamente 1500-3000 libras por polegada quadrada.

Kviesitis (1970) relatou um método de fabrico de blocos de alimentos para animais em que o melaço diluído era aquecido a aproximadamente 140^0 F e misturado com alimentos absorventes secos como cascas de soja, farinha de soja, farinha de gérmen de milho, etc., juntamente com materiais não absorventes como fosfato dicálcico, calcário num misturador de pás. O produto resultante, depois de arrefecido, é constituído por grânulos aglomerados de fluxo livre ou migalhas de forma irregular e com várias dimensões na gama de 0,1-5,0 mm. As caraterísticas físicas destes grânulos ou migalhas tornam o produto adequado para o fabrico de blocos de ração, mas o produto pode também ser utilizado para alimentação sob a forma de farinha.

Harmon *et al.* (1979) prepararam um suplemento alimentar à base de melaço, destinado ao consumo primário por leitões, sob a forma de blocos sólidos resistentes às intempéries. O bloco de ração contém uma fonte de energia como ingrediente principal para ajudar no aumento de peso e uma quantidade eficaz de uma fonte nutricional de ferro para inibir a anemia nos porquinhos.

Ali e Mirza (1986) referiram que um certo número de subprodutos agro-industriais, como o farelo de trigo, o farelo de arroz, o polimento de arroz, os alimentos para animais glutões de milho, etc., podem ser utilizados como enchimentos ou adsorventes na preparação de blocos de alimentos para animais com vários nutrientes. Estes podem também atuar como uma boa fonte de energia e de algumas proteínas de substituição para os animais. De entre os vários ingredientes utilizados na tecnologia de fabrico de blocos, o farelo de trigo tem sido considerado, até à data, o melhor para conferir uma textura adequada ao bloco alimentar. O farelo de trigo pode ser utilizado entre 5-35% nos blocos de ração, dependendo da proporção dos outros ingredientes.

Greenwood *et al.* (1990) prepararam um bloco de melaço cozinhado utilizando um subproduto concentrado do separador, como ingrediente de base, para além do melaço de beterraba e de cana, para alimentar um boi de carne. O subproduto concentrado do separador é o resíduo do melaço de beterraba ao qual foi retirado o açúcar adicional.

Gupta e Malik (1991) desenvolveram blocos de ração utilizando farinha de folhas de subabul juntamente com melaço, ureia, mistura mineral, carbonato de cálcio e ácido acético na proporção de 40:34:10:10:5:1. Estes blocos de alimentação foram preparados aquecendo o melaço e a ureia numa panela aberta. A ebulição visível após alguma formação inicial de espuma foi permitida durante cerca de 30 minutos em lume brando. Depois disso, a panela de ferro foi retirada e a farinha de folhas de subabul, juntamente com outros ingredientes, foi bem misturada e convertida num bloco na máquina de fazer blocos mecânica acionada por alavanca. Depois de endurecidos, os blocos foram retirados. Estes blocos de ração foram armazenados em sacos de polietileno para evitar a absorção de humidade em tempo húmido. A composição química do bloco de sababul, tal como relatado por eles em percentagem de matéria seca, é de 41,0%-CP, 1,7%-EE, 23,9%-TA e 27,5%-NFE.

Hadjipanayiotou (1992) referiu que a preparação do bloco de ureia para alimentação animal é uma técnica simples para utilizar subprodutos agro-industriais na alimentação animal. Também referiu que a incorporação de subprodutos agro-industriais com elevado teor de humidade no bloco de ureia para alimentação animal reduzirá o teor de água e ajudará a aumentar o período de armazenamento desse subproduto.

Do mesmo modo, **Salem e Nefzaouri (2003)** referiram que a tecnologia de blocos de alimentação é uma forma simples e eficaz de conservação a longo prazo de subprodutos agro-industriais com elevado teor de humidade, como melaço, polpa de citrinos, polpa de dados, frutos de figo da Índia, etc. Os blocos de alimentos para animais podem ser considerados uma alternativa para promover a utilização intensiva de produtos agro-industriais e para superar as limitações nutricionais. Os blocos de alimentos para animais podem reduzir a utilização de alimentos concentrados, reduzindo assim o custo da alimentação e aumentando o rendimento dos agricultores.

Rodriguez *et al.* (1994) relataram em Cuba que as forragens tropicais secas ao sol, especialmente as folhas de cana-de-açúcar, eram capazes de absorver até duas vezes o seu peso de melaço "B". O melaço é primeiro diluído com água, 20% do seu peso, e depois misturado com a farinha de folhas secas. A mistura foi deixada a secar ao sol durante 48 horas. O produto final contém (base de MS): 70% de melaço "B" e 30% de farinha de folhas de cana-de-açúcar secas que podem ser facilmente misturadas com outros alimentos secos. Até 40% deste alimento foi incluído em dietas de galinhas poedeiras sem perda de desempenho.

Preston (1995) referiu que, frequentemente, o melaço não está disponível ou é excessivamente dispendioso e, em particular, necessita de licenças na Índia. Existem várias alternativas que podem ser utilizadas em substituição do melaço. Na maioria dos países asiáticos, como a Índia, a produção artesanal de "jaggery" (gur) é uma atividade tradicional e muito difundida. A "Vinaza" (solúvel de destilador), a escória que é retirada do sumo de cana fervente durante o fabrico de "jaggery" e "panela", pode ser utilizada para substituir o melaço na preparação de blocos de alimentos multinutrientes.

Quadro 2.2: Composição dos blocos de ração contendo a escória da fervura do sumo de cana-de-açúcar

Sl. Não.	Ingrediente	% Peso fresco	% Peso seco
1.	Escumalha	46.0	16.0
2.	Argila (seca)	9.0	14.0
3.	Ureia	4.5	7.0
4.	Cimento	4.5	7.0
5.	Sal	2.3	3.5
6.	Sêmea de milho	15.0	23.0
7.	Cascas de sementes de girassol	18.0	28.0

Fonte: SIDA - Mestrado, 1994

Do mesmo modo, **Sansoucy (1995)** referiu a utilização de escória da indústria açucareira, a um nível de 40 por cento, para substituir o melaço nos blocos de alimentos multi-nutrientes em Trindade, Tobago e Granada. Isto permite uma redução substancial dos custos de produção do bloco de alimentos para animais, uma vez que a escória pode normalmente ser obtida da fábrica de açúcar gratuitamente nestas regiões.

Quadro 2.3: Composição do bloco de alimentos multi-nutrientes utilizando escória

Sl. Não.	Ingredientes	Percentagem (%)
1.	Escumalha	40.0
2.	Farinha de coco	17.5
3.	Farelo	17.5
4.	Ureia	10.0
5.	Sal	5.0

6.	Cimento/cal	10.0

Kakkar e Makkar (1995) referiram que a utilização de farelos na preparação de blocos de melaço de ureia com múltiplos nutrientes é economicamente viável e útil do ponto de vista da absorção do excesso de humidade presente no melaço.

Hadjipanayiotou (1996) estudou a formulação e as caraterísticas de blocos de ureia para alimentação animal preparados com diferentes subprodutos agro-industriais. Testou diferentes fórmulas utilizando diferentes percentagens de subprodutos agro-industriais como polpa de tomate 0, 50 e 65% (Quadro 2.4); bagaço de azeitona bruto (COLC) 10, 20, 30, 40, 50 e 78% (Quadro 2.5) e cama de aves de capoeira crivada 25, 35, 45 e 55% (Quadro 2.Ele relatou que a polpa de tomate utilizada em dois níveis (50 e 64,5%) produziu blocos macios e, devido ao elevado teor de humidade, necessitou de um período mais longo para secar e obter a dureza desejável, mas a COLC produziu blocos de alimentação de ureia de boa dureza e compacidade. De facto, a COLC parece ter boas qualidades aglutinantes e, a níveis elevados de inclusão (15%), pode facilitar a utilização de menos quantidades de aglutinantes. Os blocos de alimentação de ureia compostos maioritariamente por farelo de trigo e cama de aves de capoeira atingem uma boa dureza, embora sejam de compacidade média.

Quadro 2.4: Formulação (%) e caraterísticas dos blocos de ureia utilizando diferentes níveis de polpa **de tomate**

Ingrediente	Fórmulas				
	1	**2**	**3**	**4**	**5**
Polpa de tomate	-	50.0	50.0	50.0	64.5

Cama de aves de capoeira	35.0	17.5	17.5	16.0	11.9
Sêmea de trigo	39.0	17.0	17.0	16.0	11.6
Ureia	6.0	5.0	5.0	5.0	3.4
Sal	5.0	3.0	3.0	3.0	2.1
Cimento	5.0	-	2.5	2.5	2.1
Cal	10.0	7.5	5.0	7.5	4.3

Quadro 2.5: Formulação (%) e caraterísticas dos blocos de ureia utilizando diferentes níveis de bagaço de azeitona bruto

Ingrediente	Fórmulas					
	1	2	3	4	5	6
Bolo de azeitona em bruto	10	20	30	40	50	78
Sêmea de trigo	34	29	24	19	10	-
Cama de aves de capoeira	34	29	24	19	18	-
Ureia	7	7	7	7	7	7
Sal	5	5	5	5	5	5
Cimento	2	2	2	2	2	2
Cal apagada	8	8	8	8	8	8

Quadro 2.6: Formulação (%) e caraterísticas dos blocos de ureia utilizando diferentes níveis de cama de aviário

Ingrediente	Fórmulas				
	1	2	3	4	5
Cama de aves de capoeira	25.0	35.0	45.0	55.0	35.0
Sêmea de trigo	49.0	39.4	29.8	20.2	39.0
Ureia	7.0	6.6	6.2	5.8	6.0

Sal	5.0	5.0	5.0	5.0	5.0
Cimento	7.0	7.0	7.0	7.0	5.0
Cal	7.0	7.0	7.0	7.0	10.0

Da mesma forma, **Hamadeh *et al.* (2001)** prepararam blocos de ração utilizando subprodutos agro-industriais como polpa de beterraba, polpa de citrinos e cama de aves de capoeira, etc., que estavam normalmente disponíveis na sua região.

Quadro 2.7: Composição de um bloco de alimentos para animais utilizando subprodutos agro-industriais comuns

Sl. Não.	Ingrediente	Composição	
		Bloco A	Bloco B
1.	Polpa de beterraba	22	0
2.	Polpa de citrinos	0	55
3.	Cama de aves de capoeira	33	19
4.	Sêmea de trigo	32	16
5.	Ureia	3	2
6.	Sal	2	2
7.	Cimento	4	2
8.	Cal apagada	4	4

Chemiti (1998) substituiu o melaço por frutos de figo-da-índia como fonte de energia em blocos de ração com palatabilidade e ingestão de matéria seca semelhantes aos blocos multi-nutrientes de melaço de ureia dados a ovelhas e novilhas.

Do mesmo modo, **El hag *et al.* (2002)** substituíram o melaço nos blocos multi-nutrientes de melaço de ureia por 35% de xarope de tâmaras, 35% de subprodutos de xarope de tâmaras e 10% de frondes de tâmaras como fontes de alimentos energéticos para pequenos ruminantes em crescimento, como substituto parcial da componente grosseira da sua alimentação.

Ramchurn e Raggoo (2000) desenvolveram blocos de multi-nutrientes (MNB) para coelhos nas Maurícias, com ênfase especial na escolha de ingredientes, formulação e preparação. Nas Maurícias, os ingredientes mais apropriados são o melaço, o farelo de trigo, a farinha de sementes de algodão, o cimento, as misturas minerais e o sal comum. Estes fornecem energia fermentável (geralmente a partir de melaço), minerais essenciais e, ocasionalmente, vitaminas. O quadro 2.8 mostra diferentes formulações que foram experimentadas para a preparação de blocos de multi-nutrientes para coelhos.

Quadro 2.8: Diferentes formulações de blocos multi-nutrientes para coelhos

Ingrediente	**Fórmulas (partes em peso)**	
	1	**2**
Melaço	40	40
Sêmea de trigo	25	35
Farinha de sementes de algodão	10	10
Mistura mineral	5	5
Sal	3	3
Cimento	17	7
Ureia	-	-

Habid (2004) preparou um bloco de ração multi-nutrientes utilizando amoras frescas com mais de 85% de água ou amoras secas em vez de melaço, que era um produto local disponível na sua região. O farelo de trigo e outros ingredientes foram misturados com ele. A mistura foi moldada em blocos de ração, que foram deixados a secar e endurecer ao sol. Depois de secos e suficientemente endurecidos, os blocos eram oferecidos apenas a vacas ou cabras leiteiras.

Myer *et al.* (2004) referiram dois procedimentos para secar ou desidratar resíduos alimentares de restaurantes, contendo 60 a 90% de humidade. O primeiro método envolve a extrusão seca simples, na qual os resíduos alimentares picados são misturados com uma matéria-prima seca. A mistura semi-húmida é então forçada através de uma extrusora. O calor é gerado pela pressão e fricção ao forçar a mistura através da extrusora. Depois de sair da extrusora, o produto aquecido arrefece e a humidade é perdida. O segundo método envolve uma extrusora seca de baixa temperatura ou peletizadora acoplada a um secador de leito fluidizado de alto calor e elevado caudal de ar. Neste processo, os resíduos alimentares picados são misturados com uma matéria-prima seca e, em seguida, o material misturado é passado através da extrusora ou peletizadora. Os pellets semi-húmidos resultantes são então passados através de um secador e os pellets são secos. Em ambos os processos, é utilizada uma matéria-prima seca para ajudar na secagem ou desidratação dos resíduos alimentares dos restaurantes. Algumas matérias-primas que têm sido utilizadas com sucesso incluem farinha de trigo, milho finamente moído, cascas de soja, cascas de amendoim moídas, farinha de soja e cascas de arroz. São muitos os factores que influenciam o tipo de matéria-prima a utilizar, incluindo o facto de a matéria-prima dever estar facilmente disponível, estar numa forma que não exija uma transformação adicional antes da utilização (*ou seja,* moagem, etc.), produzir um produto final que possa ser manuseado facilmente e armazenado, aumentar o valor dos alimentos para animais, ser adequada à classe de animais a alimentar (*ou seja,* suínos ou gado leiteiro) e ser económica. Atualmente, a matéria-prima mais utilizada parece ser a sêmea de trigo.

Boukila *et al.* (2006) desenvolveram um bloco de ração multi-nutrientes (MNB) utilizando subprodutos agrícolas baratos disponíveis localmente. A composição do MNB era a seguinte: 30% de melaço, 25% de farelo de trigo, 12% de palmiste, 10% de ureia, 8% de cimento, 7% de sal comum, 5% de farinha de ossos, 2% de cal branca e 1% de casca. Todos os ingredientes secos foram primeiro misturados e o melaço foi depois adicionado lentamente enquanto se agitava a mistura. Foi adicionada uma pequena quantidade de água para obter uma pasta semi-sólida. Depois de completamente misturada, a pasta foi colocada nas ranhuras com as mãos. Os blocos formados foram então retirados da estrutura e deixados a secar ao sol durante cerca de uma semana e depois armazenados durante 12 meses sem qualquer alteração da qualidade física ou nutricional. Os blocos de ração à base de resíduos agro-industriais são uma fonte económica e excelente de nutrientes para suplementar a alimentação do gado e de outros animais domésticos em vários países tropicais.

Aganga *et al.* (2005) prepararam blocos de ração de melaço utilizando melaço (45%) e ureia (15%) em três tratamentos da preparação dos blocos de ração, exceto no quarto tratamento em que o melaço e a ureia não foram utilizados e foi considerado como controlo. O elemento enxofre foi adicionado a um nível de 0,5%, o fosfato dicálcico a 2%, o cloreto de sódio a 35 e o cimento a 10%. Foi incluído um tipo de farelo de sorgo, de milho ou de trigo em cada tratamento a 17,5% para o farelo de trigo e de milho, enquanto o farelo de sorgo foi incluído a 16,5%. Os blocos foram expostos ao sol para secagem. O método de secagem ao sol secou completamente os blocos, pelo que é ideal para ser utilizado em zonas rurais onde não existem máquinas de secagem ou onde os pequenos agricultores não têm meios para comprar esse tipo de máquina. A análise química mostrou que os blocos continham mais matéria seca. Os blocos de ração podem ser fabricados utilizando uma variedade de subprodutos de cereais, consoante a sua disponibilidade.

Brar e Nanda (2007) testaram cinco formulações (I-V) para a produção de blocos minerais de melaço de ureia (UMMB) utilizando subprodutos agro-industriais disponíveis localmente em Punjab, Índia (Quadro 2.9). A ureia foi adicionada ao melaço, agitada e deixada em repouso durante a noite. Na manhã seguinte, os restantes ingredientes foram misturados numa folha de polietileno. Para obter uma distribuição uniforme em toda a pré-mistura, o sal comum, sendo a menor quantidade, foi misturado com o cimento, antes de se misturar com os outros ingredientes secos. A mistura de melaço de ureia foi vertida nesta pré-mistura e misturada cuidadosamente à mão ou com uma pá (para quantidades maiores). Uma quantidade conhecida desta mistura semi-sólida foi colocada numa moldura coberta com uma folha de madeira bem ajustada à moldura e pressionada durante 20-30 segundos. A moldura foi então retirada, deixando um bloco de UMMB sobre a folha de polietileno. Os blocos foram deixados à temperatura ambiente para secarem ao ar, de modo a ficarem suficientemente duros para serem manuseados, transportados e alimentados. O tempo de endurecimento e outras caraterísticas físicas destes blocos são apresentados no quadro 2.10.

Tabela 2.9: Formulações utilizadas para a preparação de UMMB (percentagem em peso)

Ingredientes	Formulação				
	I	II	III	IV	V
Melaço	40	40	35	35	35
Ureia	10	10	10	10	10
Sêmea de arroz não oleada	-	26	-	33	17
Farelo de arroz oleado	26	-	33	-	16
Bolo de amendoim	10	10	10	10	10
Sal comum	4	4	2	2	2
Cimento	10	10	10	10	10

Tabela 2.10: Caraterísticas físicas dos UMMBs preparados pelo processo a frio (1)

Caraterísticas	Formulação				
	I	II	III	IV	V(2)
Dureza	+	+	+ + +	+ + +	+ + +
Dias para secar à temperatura ambiente(3)	-	-	8-10	2-4	3-6
Fragilidade	-	-	+	+ +	+
Custo (Rs./Kg)	-	-	4.22	4.02	4.11

Aceitabilidade para os animais	Não experimentado	Não experimentado	100%	100%	100%

NOTAS: (1) Os blocos foram preparados durante o mês de setembro-outubro (temperatura ambiente média diária = 20-24^{0} C; humidade = 60-70%). (2) Fácil de preparar, pois não cola. (3) Os blocos demoraram um pouco mais a endurecer em dias nublados com humidade elevada.

Os blocos das formulações I e II, com 40% de melaço, eram demasiado moles para manter a sua forma. Os blocos preparados a partir das formulações III, IV e V eram aceitavelmente duros, embora fosse necessário um número variável de dias para que atingissem a dureza desejada. Os blocos da formulação IV (33% de farelo de arroz não oleado) eram relativamente mais frágeis e tinham uma elevada percentagem de quebra durante o transporte, levando a desperdícios, enquanto os blocos da formulação III (33% de farelo de arroz oleado) eram pegajosos, difíceis de preparar e demoravam mais tempo a endurecer. Os blocos da formulação V, com 16% de farelo de arroz oleado e 17% de farelo de arroz não oleado, eram relativamente mais fáceis de preparar, suficientemente duros, menos quebradiços e necessitavam apenas de um tempo moderado (3-5 dias) para endurecer.

Observaram o valor nutritivo (ver Quadro 2.11 para a análise proximal) e a qualidade de conservação (prazo de validade) das formulações III, IV e V durante um período de 14 meses. O valor nutritivo em termos de proteína bruta, extrato etéreo e cinzas foi semelhante em todas as formulações testadas e não variou muito durante o armazenamento. As diferenças marginais nos componentes, se existirem, podem ser o efeito do tipo e da quantidade de ingredientes utilizados por diferentes trabalhadores **(Kakkar e Makkar, 1995; Chauhan *et al.*, 1997)**. Além disso, não se observou qualquer deterioração da cor, do odor ou da textura durante a armazenagem, nem qualquer contaminação aparente por bolores. Além disso, todos os animais (búfalos) a quem foram oferecidos UMMBs aceitaram-nos prontamente.

Quadro 2.11: Análise aproximada do UMMB fresco e armazenado preparado com as formulações III, IV e V (percentagem de matéria seca)

Componentes	UMMB acabado de preparar			UMMB de 14 meses		
	III	IV	V	III	IV	V
Matéria seca	85.0	84.0	86.5	84.4	81.8	83.5
Proteína bruta	42.4	43.0	41.8	40.9	40.8	41.3
Extrato etéreo	1.4	0.5	0.8	2.5	0.5	1.0
Cinzas	28.3	26.4	27.5	35.1	22.8	26.5

2.4 Armazenamento da escuma de Jaggery concentrada

Patel (2009) referiu que a escória concentrada de açúcar de cana está a ser dada diariamente ao gado/suínos como alimento fresco e nenhum proprietário mostrou interesse em armazená-la. A maioria deles alugava por Rs 400-500/- uma lata de 35 kg de capacidade por dia durante toda a estação. Ele também relatou que cerca de 70,73% dos pequenos agricultores alimentavam apenas a escória concentrada de jaggery, enquanto 21,95% e 7,32% dos agricultores alimentavam 50% e 25% da escória concentrada de jaggery com polimento de arroz / farelo de trigo e berseem verde. Não existe qualquer documento sobre a mistura da escória de açúcar de cana concentrada com alimentos secos absorventes para animais e a preparação de blocos de alimentos para animais de modo a poderem ser armazenados ou conservados. O autor realizou uma experiência para estudar o efeito do período de armazenamento de dezembro a março na qualidade física e na aceitabilidade da escória concentrada de bagaceira. Observou que, durante os meses de dezembro a janeiro, a armazenagem da escória de açúcar de cana concentrada pode ser feita em segurança até 2 semanas, sem alteração da cor, do odor, da constância, da formação de gás e com 100% de aceitabilidade, mas, durante os meses de fevereiro a março, as amostras mostraram gradualmente alterações físicas negativas e uma aceitabilidade reduzida. Assim, concluiu que, independentemente dos meses, a escória de jaggery concentrada pode ser utilizada com segurança para a alimentação de suínos e bovinos no prazo de uma semana após a produção.

Pérez (1997) referiu que um método prático de conservação consiste em ferver as escumas frescas em cubas abertas até atingirem cerca de 50-60% de sólidos. Na América Latina, este material é conhecido como escórias concentradas ou "Melote", mas este processo é dispendioso e não pode ser utilizado.

Zhu *et al.* (1990) efectuaram experiências de preparação de blocos de ração sólidos com subprodutos de um sistema de produção de destilaria, utilizando uma mistura de cereais contendo 20% a 30% de trigo, 60% de milho e 10 a 20% de sorgo, como solúvel líquido condensado (LCS) e grãos secos de destilaria com solúvel (DDGS) como material de base e fonte de proteínas, tendo sido preparados com diferentes agentes cimentantes. A dureza do bloco de ração foi estudada em função da concentração de óxido de magnésio (agente cimentante) e do tempo de armazenamento de 8 semanas.

Onwuka (1999) preparou blocos de alimentação à base de melaço utilizando três níveis diferentes de melaço, isto é, 45, 50 e 55% para ovinos e caprinos, e armazenou-os durante quatro meses sem qualquer deterioração da qualidade do bloco de alimentação à base de melaço.

2.5 Propriedades físicas

Patel (2009) estudou a qualidade física da escória de jaggery concentrada, como a mudança de cor, o odor, a consistência, a formação de gás e a aceitação durante o período de armazenamento de dezembro a março e observou que a escória de jaggery concentrada pode ser armazenada até uma semana sem qualquer alteração na qualidade física e mostrou 100% de aceitação.

2.6 Teor de humidade

O teor de humidade de um produto é um dos factores mais importantes que afectam o seu tempo de armazenamento. Não afecta apenas a textura física e o pH, mas também o crescimento e o desenvolvimento de microrganismos nos produtos armazenados **(Sing *et al.*, 2007)**.

Sorger-Domenigg *et al.* (1955), ao trabalharem com trigo, referiram que o teor de humidade, o número e os tipos de bolor presentes devem servir para prever o comportamento no armazenamento e a extensão dos danos reais. O teor de humidade deve indicar se existe um perigo presente ou futuro e a presença de bolores deve indicar se a semente já foi invadida.

Hunt e Pixton (1974) relataram que a taxa de crescimento e desenvolvimento de microrganismos aumenta muito com o aumento do teor de humidade do grão e também da temperatura até um determinado ótimo bem definido.

Sihag e Chahal (1997) observaram que o teor de humidade era significativamente mais elevado nos blocos minerais de melaço de ureia (UMMB) contendo 50% de melaço do que nos blocos contendo 40% de melaço e que havia uma alteração significativa no teor de humidade dos dois tipos de blocos durante o período de armazenamento.

Gowda *et al.* (2002) estudaram o teor de humidade do milho e do bagaço de amendoim armazenados durante 28 dias, no final do inverno, em contentores abertos, em condições de armazém de alimentos para animais, e não revelaram um aumento significativo do teor de humidade, porque os alimentos estavam expostos ao ar.

Singh (2006) estudou o teor de humidade do bloco mineral de melaço de ureia (UMMB) fabricado por dois processos, a quente e a frio, durante um período de armazenamento de oito meses, e referiu que o teor de humidade do bloco UMM processado a quente permaneceu mais elevado do que o do bloco processado a frio. Além disso, o teor de humidade está inversamente correlacionado com a temperatura ambiente e diretamente correlacionado com a humidade e a precipitação.

2,7 pH

É a medida da concentração de iões de hidrogénio. O pH não só afecta o nível de aceitação, mas também o crescimento e a sobrevivência dos microrganismos durante o processamento e a armazenagem.

Garg *et al.* (1998) referiram que os animais mostraram uma má aceitação dos blocos minerais de melaço de ureia devido ao pH elevado. O pH variava entre 10,5 e 11,5 quando o nível de óxido de cálcio se situava entre 6 e 7%. Vários ácidos orgânicos, pó de farinha de guar juntamente com farelos e argilas, ácido fosfórico e di-hidrogenofosfato de sódio foram utilizados para desenvolver blocos com pH entre 7,5 e 8,0, que mostram 95% de aceitação no estado de Gujarat e Karanataka.

2.8 Crescimento de bolor/fungos

O crescimento do bolor foi mais rápido nos produtos armazenados com teores mais elevados de hidratos de carbono e baixos de proteínas do que nos produtos com teores mais baixos de hidratos de carbono nas mesmas condições de armazenamento **(Snow *et al.*, 1944).**

Rajkumar (1991) observou que quando os blocos de melaço eram preparados na estação das chuvas, embora os blocos secassem, desenvolviam bolores durante o armazenamento. Aspergillus, leveduras e Syncephalastrum *spp.* foram encontrados presentes nos blocos de melaço.

Singh *et al.* (1998) fabricaram blocos de ração completos misturando bérberis (14 a 82% de MS) com diferentes níveis de palha de trigo (8 a 48%), óxido de cálcio 2%, melaço 15%, mistura mineral 2% e sal 1% e foram armazenados durante 3 semanas em condições atmosféricas. Observou que a bérberis com um teor de humidade de 18% e 28%, utilizada no fabrico de blocos de ração completos, não apresentou crescimento de bolores durante o período de armazenamento.

Brar e Nanda (2005) referiram que não se verificou qualquer crescimento de fungos nos blocos de farinha de carne e ossos conservados em condições de secura durante um período de armazenagem de 14 meses, exceto durante a estação das chuvas, em que apareceram na superfície de alguns blocos de ração.

Da mesma forma, **Onwuka (1999)** relatou que os blocos de alimentação de melaço não mostraram crescimento de bolor durante o período de armazenamento de 4 meses, exceto na estação chuvosa, onde mostrou, o que implica que quando preparados no final do período chuvoso podem ser usados até ao início da próxima estação chuvosa.

Singh (2006) observou que não havia crescimento visível de fungos nos blocos UMM preparados por dois processos, quente e frio, até 6th meses de armazenamento, mas quando a precipitação começou a partir de 6th meses até 8th meses de período de armazenamento, o crescimento visível de fungos apareceu nos blocos UMM.

2.9 Aceitação

Patel (2009) estudou a aceitabilidade da escória concentrada de jaggery durante o período de armazenamento de dezembro a março e concluiu que a escória concentrada de jaggery mostra 100% de aceitação pelos porcos até uma semana de período de armazenamento.

2.10 Análise nutricional

Suresh (2007) estudou os constituintes proximais dos resíduos da prensa de cana-de-açúcar secos ao sol e referiu que o teor de humidade dos resíduos da prensa de cana-de-açúcar era de 79,6%, o teor de MS após secagem ao sol era de 92,3%, OM-78,0%, TA-21,94%, CP-11,76%, CF-10,08%, EE-7,87% e NFE-48,35%

Patel (2009) relatou que a composição proximal da escória concentrada de jaggery em base fresca era MC-64,5%, DM-35,5%, OM-91,56%, TA-8,45%, CP-12,34%, EE-9,13%, NFE-70,08% e energia bruta 4253,8 kcal/kg.

2.11 Contagem bacteriana total

A deterioração dos alimentos para animais e dos produtos alimentares para animais durante o armazenamento pode ser causada pela presença de bactérias. Estes micróbios alimentam-se de nutrientes para a sua própria sobrevivência, crescimento e reprodução, o que é influenciado pela temperatura ambiente, humidade relativa e teor de humidade dos próprios alimentos.

Arotupin *et al.* (2007) efectuaram a contagem bacteriana total de cinco alimentos comerciais diferentes para aves de capoeira na Nigéria, nomeadamente o alimento de acabamento para frangos de carne, o alimento de arranque para frangos de carne, o superalimento para frangos de carne, o puré para frangos de crescimento e o puré para poedeiras. Encontraram uma contagem bacteriana aeróbia mais elevada de 2,50 x10^4 CFU/ml na ração de arranque para frangos e uma contagem mais baixa de 6,60 x10^2 CFU/ml no puré de cobertura para poedeiras.

Uwaezuoke e Ogbulie (2008) efectuaram a contagem total de bactérias aeróbias em seis marcas de alimentos para aves de capoeira, nomeadamente Pfizer, Guinea, Extra, Top, Nom e Master, disponíveis comercialmente em partes do leste da Nigéria, e referiram que a contagem de bactérias aeróbias era de 10^7 ordem de grandeza para os alimentos Guinea e Extra, enquanto que 10^4 ordem de grandeza para os alimentos Master, Top, Pfizer e Nom.

Singh *et al.* (2007) registaram uma contagem microbiana do açúcar de cana em que o pó de goma de guar foi utilizado como agente de clarificação de 30 a 80 UFC/g em 1st dia de armazenamento e 3,2 x10^3 UFC/g após seis meses de armazenamento, o que é seguro para consumo.

3 MATERIAIS E MÉTODOS

O presente estudo foi planeado para preparar um bloco de ração utilizando um subproduto agroindustrial disponível localmente, ou seja, concentrado de escória de Jaggery (CJS), de modo a aumentar o seu prazo de validade e a ser utilizado na época baixa. O estudo foi efectuado em duas fases: A fase I consistiu na formulação de blocos de ração de concentrado de escória de jaggery com ou sem aglutinante para normalizar o processo de formulação de blocos de ração de CJS para grande escala e a fase II consistiu na preparação de blocos de ração com três percentagens diferentes de concentrado de escória de jaggery, três formas diferentes e a sua avaliação quanto às qualidades físicas, análise nutricional e contagem bacteriana total durante o período de armazenamento de dois meses.

3.1 Localização da experiência

A presente experiência foi realizada no Laboratório do Departamento de Produção e Gestão Pecuária, Faculdade de Veterinária e Ciência Animal, Universidade G.B. Pant de Agricultura e Tecnologia, Pantnagar, Uttarakhand. O local está situado nas colinas do sopé dos Himalaias, a 29,5^{0} N Latitudes, 79,3^{0} E Longitude e a uma altitude de 243,84 m acima do nível médio das águas do mar.

Fase I

3.2 Preparação de concentrado de escória de jagunço Bloco de alimentos para animais

3.2.1 Aquisição de concentrado de escória de Jaggery e outros alimentos para animais

O concentrado de escória de açúcar de cana foi adquirido localmente numa unidade de produção de açúcar de cana na região de Tarai, em Uttarakhand, a um custo de 80 rupias por um bidão com 50 kg de capacidade. A dhuta (mistura de polimento, cascas e grânulos de arroz) e o farelo de trigo foram obtidos no mercado local.

3.2.2 Formulação de blocos de ração com e sem aglutinantes

Foram preparados blocos de ração de concentrado de escória de açúcar mascavado com e sem aglutinante. Foram utilizados dois tipos de aglutinante natural, nomeadamente farinha peneirada (madia) e terra de enchimento (*multhani mitti*). Foram também utilizados diferentes alimentos secos para animais, como o farelo de trigo e a dhuta, para preparar o bloco de alimentação. Todos os ingredientes, em diferentes percentagens, foram misturados e moldados em blocos de ração. Os blocos de ração foram mantidos em ar quente a 50^0 C para secagem. Foram preparados quatro blocos de ração de cada tipo com ou sem aglutinante e o melhor tipo de bloco de ração foi selecionado com base em qualidades físicas como o odor, a dureza, a formação de fendas, a retenção da forma e a aceitabilidade.

O odor pode ser definido como um odor adocicado e um odor não adocicado que pode ser menos adocicado ou um odor argiloso. A dureza foi medida colocando um peso conhecido a partir de uma altura conhecida e observando se se parte em pedaços, foi classificada como não dura, e se não se parte, foi classificada como dura. A retenção da forma foi definida como se o bloco de alimentação não mantivesse a forma e se mantivesse a forma completa após a secagem. A formação de fissuras foi definida como se o número de fissuras for inferior a cinco, considerando-se que não há formação de fissuras e se aparecerem mais de cinco fissuras nos blocos de ração, considera-se que há formação de fissuras. A aceitabilidade foi avaliada oferecendo uma quantidade conhecida de blocos de ração aos suínos e, se o consumo for inferior a 50%, foi considerado parcialmente aceitável e, se o consumo for superior a 50%, foi considerado totalmente aceitável.

Fase II

Nesta fase, foram preparados blocos de ração de concentrado de escória de açúcar mascavado, utilizando três percentagens diferentes de concentrado de escória de açúcar mascavado, isto é, 50, 60 e 70%, juntamente com farelo de trigo e dhuta, e três formas diferentes, *isto é,* circular, tijolo e prill. As suas qualidades físicas, análise nutricional e contagem bacteriana total foram estudadas durante o período de armazenamento de dois meses. Os blocos de ração foram fabricados a partir de 100 g de mistura e depois moldados em três formas diferentes. Os blocos de ração foram deixados a secar e a endurecer ao sol. Os blocos de ração que continham 50% de concentrado de escória de açúcar mascavado e que foram moldados em três formas diferentes: circular, tijolo e prill, foram abreviados como $I_{C,}$, I_B e I_P , respetivamente. Da mesma forma, o bloco de ração contendo 60% de concentrado de escória de jaggery e moldado em três formas, ou seja, circular, tijolos e prill foram abreviados como II_C , II_B e II_P respetivamente. Mais uma vez, os blocos de ração contendo 70% de concentrado de escória de açúcar de cana e moldados em três formas, ou seja, circular, tijolos e prill foram abreviados como III_C , III_B e III_P .

3.3 Avaliação dos blocos de alimentação

3.3.1 Variáveis Climáticas (Diário)

Estas incluem o registo da temperatura ambiente (mínima e máxima) e da humidade relativa (mínima e máxima), que foram registadas no Crop Research Center (CRC), G. B. Pant University of Agriculture and Technology, Pantnagar.

3.3.2 Qualidades físicas

A fim de avaliar qualquer alteração das qualidades físicas, foram observadas quatro amostras de blocos de ração de cada tratamento durante o período de armazenamento para detetar o odor, a infestação por larvas e a presença de qualquer desgaste e rasgões nos intervalos de tempo de 0, 10, 30 e 60 dias do período de armazenamento. O odor foi definido como um odor adocicado (-) e um odor não adocicado (cheiro a fermentação) (+). A infestação de larvas foi definida como a presença de qualquer infestação de larvas (+) e a ausência de qualquer larva de mosca no bloco de ração (-). Do mesmo modo, a presença de qualquer desgaste foi classificada como (+) e a sua ausência como (-) **(Patel, 2009)**.

3.3.3 Teor de humidade

Foram retirados cerca de 100 gramas de amostra dos blocos de ração, de acordo com o intervalo de tempo mencionado na secção 3.3.2. O teor de humidade foi estimado de acordo com o método da **AOAC (1995)**. A quantidade conhecida de amostras moídas de blocos de ração foi colocada num copo de humidade seca previamente pesado e mantida durante a noite numa estufa de ar quente a 100 ± 2^{0} C. A perda de peso foi calculada e considerada como teor de humidade da amostra.

3.3.4 Determinação da matéria seca (MS)

Uma quantidade conhecida de amostras moídas dos blocos de alimentos para animais foi recolhida em tabuleiros de estanho previamente pesados e mantidos em estufa de ar quente a 100 ± 2^{0} C durante uma noite ou até se obter um peso constante. A percentagem de matéria seca (%) foi calculada da seguinte forma

$$\text{Matéria seca (\%)} = \frac{b}{a}\times 100$$

Onde,

a = Peso fresco da amostra (g)

b = Peso da amostra após secagem (g)

3.3.5 pH

O pH foi medido com um medidor de pH digital (Systronix, Índia), tomando uma quantidade conhecida de amostras de blocos de ração e diluindo-a com água destilada 5 vezes para formar uma suspensão. A leitura do medidor de pH das amostras de blocos de ração foi efectuada de acordo com o intervalo de tempo mencionado na secção 3.3.2.

3.3.6 Crescimento de fungos/bolores

Foi avaliada através da observação, de acordo com os intervalos de tempo mencionados na secção 3.3.2, observando a superfície dos blocos de ração quanto à presença ou ausência de qualquer crescimento de fungos/bolores, que foi classificado como (+) ou (-), respetivamente.

3.3.7 Aceitabilidade

Foi avaliada através da oferta de uma quantidade conhecida de blocos de ração aos suínos e observou-se que, se estes consumirem mais de 50% da quantidade conhecida de blocos de ração, o grau de aceitabilidade é considerado total (+). Por outro lado, quando menos de 50% dos blocos de ração foram consumidos, considerou-se que o grau de aceitabilidade era parcial (-) **(Patel, 2009)**. A aceitabilidade dos blocos de ração foi verificada de acordo com o intervalo de tempo mencionado na secção 3.3.2.

3.3.8 Análise nutricional

As amostras colhidas no intervalo de tempo mencionado em 3.3.2 foram analisadas quimicamente para proteína bruta (PC), extrato etéreo (EE), fibra bruta (CF), cinzas totais (TA), hidratos de carbono totais (T-CHO) e extrato isento de azoto (NFE), de acordo com a **AOAC (1995)**.

3.3.8.1 Determinação do azoto e da proteína bruta (PC)

O azoto e a proteína bruta das amostras foram estimados pelo método de Kjeldahl. As amostras representativas dos blocos de alimentos para animais foram digeridas num balão de kjeldahl com ácido sulfúrico comercial na presença de uma mistura de digestão (CuSO_4: K_2SO_4 1:9). As amostras digeridas foram depois transferidas para um balão volumétrico, de modo a perfazer um volume adequado de 250 ml, a partir do qual alíquotas de 25 ml foram submetidas a destilação num aparelho de destilação semi-automático Kjeltec. O amoníaco libertado durante a destilação foi recolhido em 50 ml de solução de ácido bórico a 4 % com um indicador misto (0,2 % de vermelho de metilo e 0,1 % de verde de bromocresol em quantidades iguais em álcool etílico a 95 %). O amoníaco recolhido na solução de ácido bórico foi titulado com HCI 0,1 N.

O teor de azoto das amostras foi calculado do seguinte modo

$$\text{Azoto (\%) com base na MS} = \frac{(\text{V1} - \text{V2}) \times 0.0014 \times \text{a} \times 100}{b}$$

Onde,

V1 = Volume (ml) de 0,1 N H_2SO_4 utilizado para a titulação da amostra.

V2 = Volume (ml) de solução 0,1 N H_2SO_4 utilizado para a titulação do branco.

a =Fator de diluição (volume fabricado dividido pela alíquota tomada para a destilação a vapor)

b = Peso das amostras colhidas para digestão.

A percentagem de azoto obtida foi multiplicada por um fator de 6,25 para obter a percentagem de proteína bruta (PB)

Proteína bruta (%) = N% x 6,25

3.3.8.2 Determinação dos extractos etéreos (EE)

A porçao solúvel em éter das amostras de blocos de alimentos para animais foi determinada através da extração de uma quantidade pesada de amostras isentas de humidade com éter de petróleo (BP 40-60^{0} C) durante 8 horas num aparelho de soxhlet. O extrato etéreo foi calculado da seguinte forma

$$\text{Extrato etéreo (\%) com base na MS} = \frac{c-a}{b} X100$$

Onde,

a = Peso do balão de óleo vazio (g)

c = Peso do frasco de óleo com extrato etéreo (g)

b = Peso das amostras em base de matéria seca (g)

3.3.8.3 Determinação da fibra bruta (FC)

As amostras secas de blocos de ração depois de desengorduradas, como mencionado acima, foram transferidas de dedais para um copo sem bico de um litro de capacidade e, em cada copo, foram adicionados

200 ml de 1,25 por cento de $H_2 SO_4$. Após o início da ebulição, refluxou-se durante 30 minutos em placas quentes e, em seguida, filtrou-se através de um pano de musselina. O resíduo foi lavado 5-6 vezes com água quente até ficar isento de ácido. O material residual no pano de musselina foi novamente transferido para os respectivos copos e em cada copo foram adicionados 200 ml de solução de hidróxido de sódio (NaOH) a 1,25 por cento. Após o início da ebulição, o produto foi novamente submetido a refluxo durante 30 minutos e, em seguida, filtrado através de um pano de

musselina e lavado com água quente durante 5-6 vezes até ficar isento de álcalis. Posteriormente, o resíduo total foi transferido para um cadinho de sílica limpo e seco e seco numa estufa de ar quente a 100^0 C durante 24 horas. Em seguida, foi arrefecido num exsicador e pesado. O resíduo foi então inflamado num forno de mufla a 600^0 C durante 2 horas. Após 12 horas, os cadinhos de sílica contendo cinzas foram retirados do forno e transferidos para um exsicador, arrefecidos e novamente pesados. A perda de peso durante a ignição foi registada como o peso da fibra bruta.

Fibra bruta (%) com base na MS = $\frac{b-c}{a} X100$

Onde,

a = peso das amostras com base na MS (g)

b = massa do cadinho de sílica antes da ignição (g)

c = massa do cadinho de sílica que contém o resíduo após ignição (g)

3.3.8.4 Determinação das cinzas totais (TA)

Colocaram-se quantidades conhecidas de amostras isentas de humidade em cadinhos de sílica previamente pesados. Os cadinhos, juntamente com as amostras, foram mantidos num aquecedor e queimados até que a massa carbonizada das amostras deixasse de emitir fumo. Em seguida, os cadinhos de sílica contendo a massa carbonizada das amostras foram transferidos para uma mufla com a ajuda de uma pinça metálica e inflamados a 600^0 C durante 3 horas. Após 12 horas, os cadinhos contendo cinzas foram retirados do forno e transferidos para um exsicador, arrefecidos e pesados. O teor total de cinzas foi expresso com base na MS e calculado da seguinte forma

$$\text{Cinzas totais (\%) com base na MS} = \frac{a-b}{c} \times 100$$

Onde,

a = Peso do cadinho de sílica com cinzas (g)

b = Peso do cadinho de sílica vazio (g)

c = Peso das amostras colhidas para incineração (g)

3.3.8.5 Determinação dos extractos isentos de azoto (NFE)

O extrato isento de azoto nas amostras de blocos de alimentos para animais foi obtido subtraindo a 100 a soma total da percentagem de proteína bruta, extrato etéreo, fibra bruta e cinzas totais (com base na matéria seca).

Extrato isento de azoto (%) = 100 - (Proteína bruta % + Extrato etéreo % + % de fibra bruta + % de cinzas totais)

3.3.8.6 Determinação da matéria orgânica (MO)

A matéria orgânica nas amostras de blocos de alimentos para animais foi calculada subtraindo a percentagem de cinzas totais (TA) de 100.

Matéria orgânica = 100 - Cinza total%

3.3.8.7 Determinação dos hidratos de carbono totais (T-CHO)

O teor total de hidratos de carbono das amostras de blocos de alimentos foi calculado através da adição de CF e NFE.

Hidratos de carbono totais (T-CHO) = CF + NFE

3.3.9 Contagem bacteriana total

Foram colhidas amostras de blocos de ração no tempo interno, tal como mencionado na secção 3.3.2, para a contagem total de bactérias. As amostras de blocos de ração foram processadas conforme descrito por **Arotupin *et al.* (2007)**. Para o efeito, mediu-se primeiro um grama de cada amostra e incubou-se em 10 ml de caldo nutritivo antes da diluição em série. Uma alíquota de um mililitro foi diluída com 9 ml de água esterilizada em diferentes tubos de ensaio para obter diluições de 1:9. A partir destas diluições seriadas de dez vezes, foram efectuadas até 10^{-7}. 0,1 ml de uma determinada diluição em série foi colocado numa placa de ágar nutriente e espalhado sobre ela. As placas serão incubadas a 37^{0} C durante 24 horas. Só foram contadas as placas com 30 a 300 unidades formadoras de colónias. As colónias foram contadas utilizando um contador de colónias. O número médio de colónias foi multiplicado pelo fator de diluição para obter a contagem bacteriana total como unidade formadora de colónias (CFU) por ml da amostra. Esta contagem foi então convertida para $\log_{10}$ CFU/ml da amostra.

3.4 Análise estatística

Os dados obtidos no presente estudo foram analisados estatisticamente e submetidos a testes de significância de acordo com os métodos descritos por **Snedecor e Cochran (1994)**.

4 RESULTADOS E DISCUSSÃO

O presente estudo teve como objetivo a preparação de um bloco de ração para suínos, utilizando como ingrediente de base a escória de jaggery concentrada (CJS) disponível localmente. O farelo de trigo e a dhuta (mistura de polimento, cascas e grânulos de arroz) foram utilizados juntamente com a CJS para atuar como absorventes, de modo a aumentar o seu prazo de validade e a poderem ser utilizados na época baixa, sem afetar as suas qualidades físicas, nutricionais e microbianas. O estudo foi realizado entre novembro e fevereiro, uma vez que a escória concentrada de açúcar doce estava disponível em excesso durante este período.

Fase I

4.1 Formulação do bloco de ração com ou sem aglutinante

Nesta fase, os blocos de ração foram preparados misturando concentrado de escória de jaggery com ingredientes de ração como farelo de trigo e dhuta com ou sem aglutinantes. Foram utilizados dois tipos de aglutinantes naturais, nomeadamente farinha peneirada (maida) e terra de enchimento (*multhani mitti*). Após a mistura de todos os ingredientes, estes foram mantidos num forno de ar quente a 50^0 C até secarem. Com base nas qualidades físicas e na aceitabilidade, foi selecionado o melhor bloco de ração para estudo posterior. As qualidades físicas e a aceitabilidade dos blocos de ração preparados com maida, *multhani mitti* e sem aglutinante são apresentadas no quadro 4.1.

No presente estudo, o bloco de ração sem aglutinante mostrou boas propriedades de aglutinação devido à natureza dos clarificantes utilizados durante a preparação do açúcar de cana. Além disso, também apresentou boas qualidades físicas e aceitabilidade pelos suínos. Devido a esta razão e para evitar despesas adicionais com o agente aglutinante, decidiu-se preparar blocos de ração sem utilizar aglutinante para futuros trabalhos de investigação.

A utilização de madia como aglutinante estava de acordo com as conclusões de **Kakkar e Makkar (1995),** que a utilizaram na preparação de blocos de ração mineral de melaço de ureia. Do mesmo modo, **Preston (1995)** utilizou a argila como agente aglutinante para a formulação de blocos de alimentos com vários nutrientes, utilizando a escória obtida após a fervura do sumo de cana-de-açúcar. **Kakkar e Makkar (1995)** também relataram a formulação de blocos de alimentos minerais à base de melaço de ureia sem qualquer agente aglutinante.

Quadro 4.1: Qualidades físicas e aceitabilidade dos blocos de ração preparados com diferentes aglutinantes

Sl. Não.	Qualidade física	Bloco de alimentação de concentrado de escória de açúcar mascavado		
		Sem encadernação	**Maida**	***Multhani Mithi***
1.	Odor adocicado	75%	25%	0%
2.	Dureza	25%	75%	100%
3.	Formação de fissuras	25%	50%	100%
4.	Manutenção da forma	100%	100%	100%
5.	Aceitabilidade dos suínos	100%	75%	25%

Fase II

Nesta fase, foram formulados diferentes blocos de ração, utilizando 50, 60 e 70% de concentrado de escória de açúcar de cana. O farelo de trigo foi também fixado em 25% e a dhuta variou em conformidade. Os ingredientes secos da ração foram misturados primeiro e, em seguida, foi adicionada a escória de açúcar concentrado. De cada um dos três grupos, foram retirados 100 g e moldados em três formas diferentes: circular, tijolo e prill. Os blocos de ração foram virados em dias alternativos de modo a diminuir o tempo de secagem. **Salem e Nefzaoui (2003)** referem que os blocos de ração devem ser virados de vez em quando para acelerar o processo de secagem. Todos os blocos de ração foram secos ao sol e foram necessários 8 dias para secar (até 75 a 80% de MS) para os blocos de ração circulares e de tijolo, mas apenas 5 dias para os prills secarem. Durante este período, a temperatura média máxima e mínima foi de 24,73^{0} C e 8,74^{0} C, respetivamente, a humidade relativa máxima e mínima foi de 90,09 e 43,36, respetivamente, e a exposição solar média foi de 7,79 horas durante o período de estudo.

A presente constatação está de acordo com **Onwuka (1999)** que referiu que eram necessários 5 a 8 dias para que o bloco de alimentação de melaço secasse e endurecesse ao sol. O tempo de secagem foi mais rápido à luz do sol do que à sombra.

Meskel (2007) referiu que quando os ingredientes secos da ração eram misturados, era adicionado melaço e a pré-mistura era moldada em blocos de ração com diferentes formas. Estes blocos de ração eram deixados a secar ao sol, pelo menos durante 5 dias, dependendo das condições climatéricas.

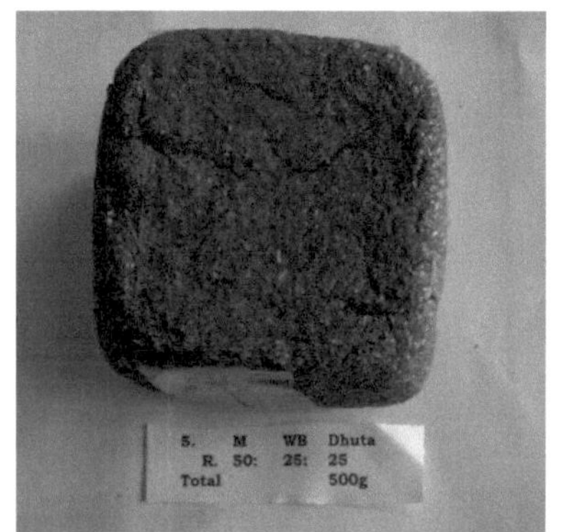

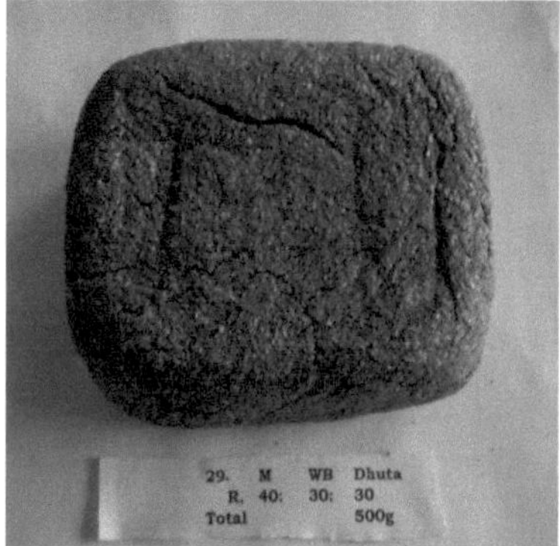

Placa n.º 1 e 2: Blocos de alimentação CJS sem aglutinantes

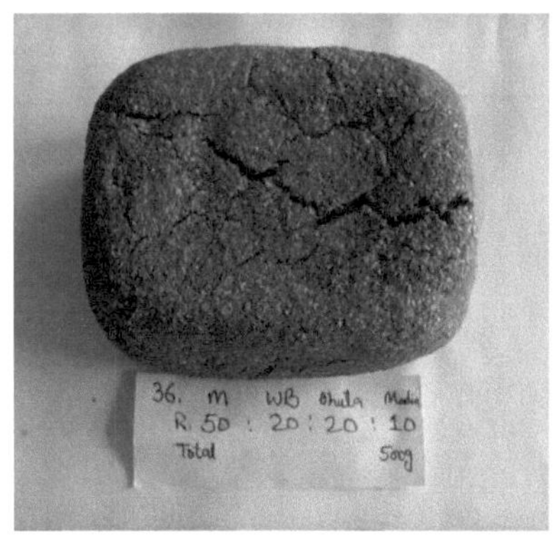

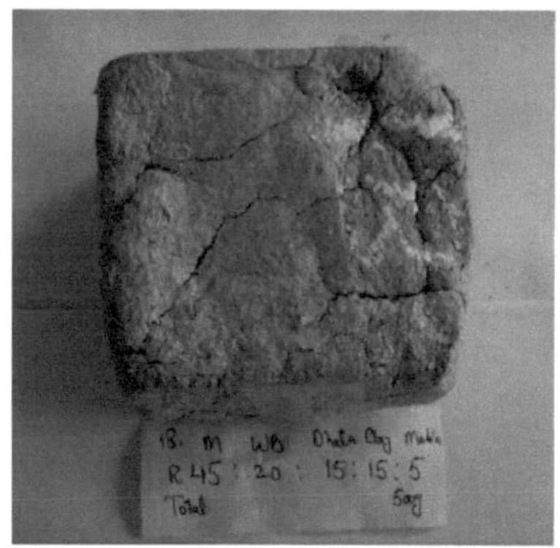

Placa n.º 3 e 4: Blocos de alimentação CJS com aglutinantes

Avaliação dos blocos de alimentação

4.2 Variáveis climáticas

A temperatura mínima e máxima e a humidade relativa mínima e máxima durante o período de armazenamento de 9 semanas são indicadas no quadro 4.1 e também representadas nas figuras 4.1a e 4.1b.

A temperatura ambiente média mínima e máxima registada durante o período de estudo foi de 7,11±0,65^{0} C e 19,92±1,52^{0} C, respetivamente. A humidade relativa média mínima e máxima registada durante o mesmo período foi de 58,85±5,15% e 92,74±0,48%, respetivamente.

Fig 4.1a: Temperatura mínima e máxima (^{0} C) durante o período de armazenamento

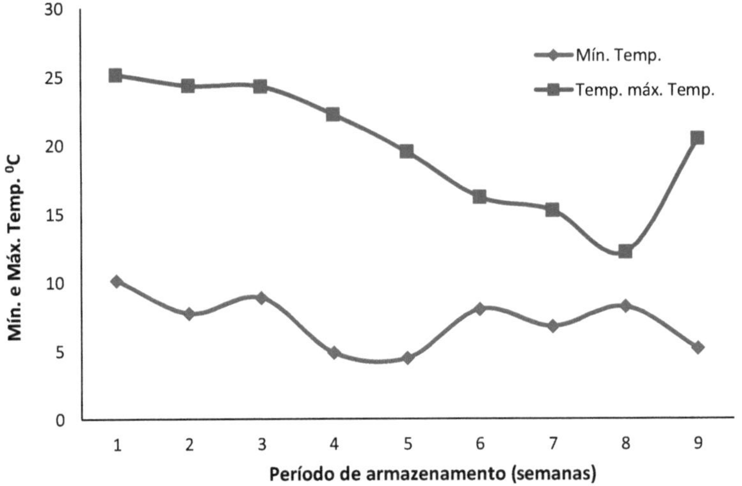

Fig 4.1b: Humidade relativa mínima e máxima (%) durante o período de armazenamento

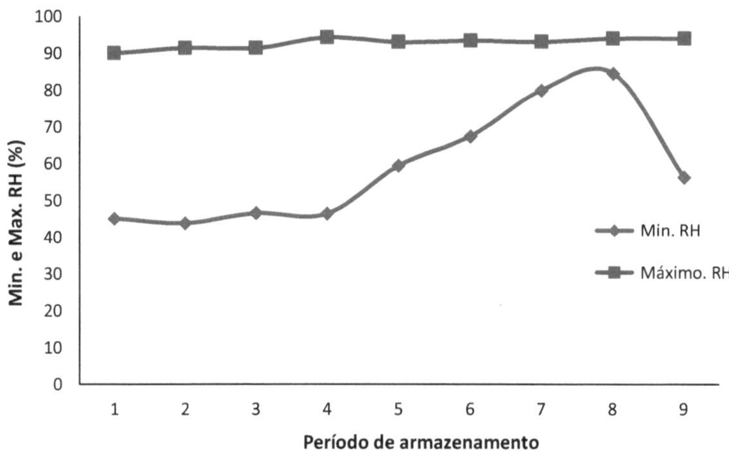

Quadro 4.2: Temperatura mínima e máxima e humidade relativa mínima e máxima durante o período de armazenamento

Semanas	Temperatura (^{0} C)		Humidade relativa (%)	
	Mínimo	Máximo	Mínimo	Máximo
1	10.11	25.14	45.14	90.00
2	7.71	24.34	43.857	91.42
3	8.84	24.27	46.5	91.42
4	4.82	22.20	46.42	94.28
5	4.45	19.45	59.42	93.00
6	8.00	16.15	67.42	93.42
7	6.75	15.18	80.00	93.14
8	8.17	12.17	84.57	94.00
9	5.12	20.40	56.28	94.00
Média	**7.11±0.65**	**19.92±1.52**	**58.85±5.14**	**92.74±0.48**

4.3 Qualidades físicas

As qualidades físicas observadas durante a armazenagem são apresentadas no quadro 4.3. Todos os blocos de ração tratados durante o período de estudo não mostraram qualquer alteração nas qualidades físicas, ou seja, odor adocicado, ausência de infestação de larvas e ausência de desgaste e rasgões nos tratamentos do bloco de ração.

Quadro 4.3: Efeito dos diferentes tratamentos dos blocos de ração e do período de armazenamento nas qualidades físicas

Tratamento	Odor				Presença ou ausência de infestação por larvas				Presença ou ausência de desgaste			
	Período de armazenamento (dias)				Período de armazenamento (dias)				Período de armazenamento (dias)			
	1	10	30	60	1	10	30	60	1	10	30	60
I C	----	----	----	----	----	----	----	----	----	----	----	----
I B	----	----	----	----	----	----	----	----	----	----	----	----
I P	----	----	----	----	----	----	----	----	----	----	----	----
II C	----	----	----	----	----	----	----	----	----	----	----	----
II B	----	----	----	----	----	----	----	----	----	----	----	----
II P	----	----	----	----	----	----	----	----	----	----	----	----
III C	----	----	----	----	----	----	----	----	----	----	----	----
III B	----	----	----	----	----	----	----	----	----	----	----	----
III P	----	----	----	----	----	----	----	----	----	----	----	----

Odor adocicado (-), odor não adocicado (+), presença de infestação por larvas (+), ausência de infestação por larvas (-), presença de qualquer desgaste (+), ausência de qualquer desgaste (-).

Este resultado está de acordo com **Meskel (2007)** que não registou qualquer alteração física em blocos de melaço de ureia armazenados durante períodos mais longos. Do mesmo modo, **Brar e Nanda (2005)** referiram que não se registaram alterações físicas nos blocos de multinutrientes de melaço de ureia armazenados durante 14th meses.

Patel (2009) referiu que a torta de filtro de jaggery pode ser armazenada apenas durante uma semana sem qualquer alteração das qualidades físicas em fresco. No entanto, no presente estudo, os blocos de alimento concentrado de escória de jaggery processados não apresentaram alterações nas qualidades físicas durante 2 meses de período de armazenamento.

4.4 Aceitabilidade

O efeito do armazenamento e do tratamento dos blocos de ração na aceitabilidade dos suínos é apresentado no quadro 4.4

Os blocos de ração em forma de pril mostraram uma aceitabilidade total (+), mas os blocos de ração circulares e em forma de tijolo mostraram uma aceitabilidade parcial (-). Não houve diferença aparente na aceitabilidade dos blocos de ração circulares e em forma de tijolo. Este facto pode dever-se à dificuldade em consumir (morder) blocos de ração circulares e em forma de tijolo, bem como à possibilidade de se engasgarem. O resultado foi também um maior desperdício destes blocos de ração.

Brar e Nanda (2007) referiram a plena aceitabilidade de todos os blocos de UMM armazenados. **Patel (2009)** relatou a plena aceitabilidade do bolo de filtração de jaggery pelos suínos apenas durante uma semana em base fresca, enquanto a presente descoberta mostra a plena aceitabilidade dos blocos de alimentação CJS transformados durante todo o período de armazenagem, *ou seja,* 2 meses.

Quadro 4.4: Efeito dos diferentes tratamentos dos blocos de ração e do período de armazenamento na aceitabilidade

Tratamento	1 dia	10 dias	30 dias	60 dias
I C	- - - -	- - - -	- - - -	- - - -
I B	+ - - -	+ - - -	- - - -	- - - -
I P	+ + + +	+ + + +	+ + + +	+ + + +
II C	- - - -	- - - -	- - - -	- - - -
II B	+ - - -	+ - - -	- - - -	- - - -
II P	+ + + +	+ + + +	+ + + +	+ + + +
III C	+ - - -	+ - - -	- - - -	- - - -
III B	+ + - -	+ + - -	+ - - -	- - - -
III P	+ + + +	+ + + +	+ + + +	+ + + +

Aceitabilidade parcial (-), Aceitabilidade total (+).

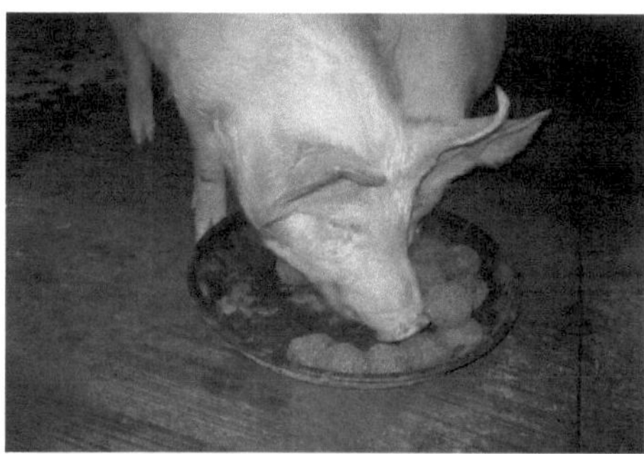

Placa n.º 5: Aceitação de blocos de ração CJS de forma circular pelos suínos

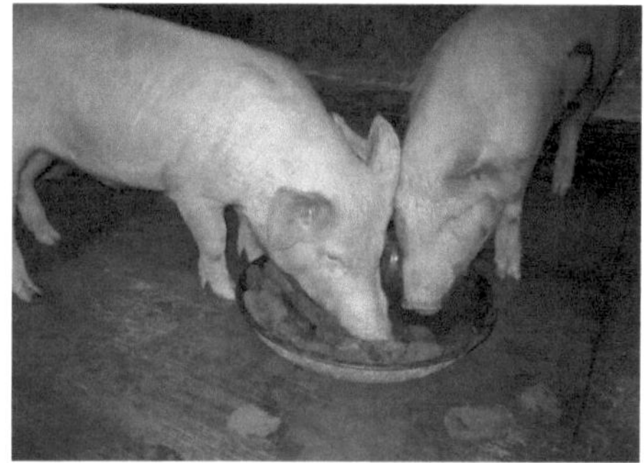

Placa n.º 6: Aceitação de blocos de ração CJS em forma de tijolo pelos suínos

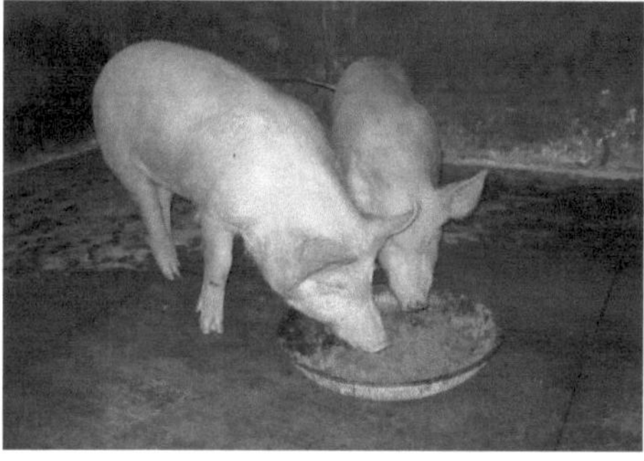

Prato n.º 7: Aceitação de blocos de ração CJS em forma de prilles pelos suínos

4.5 Crescimento de fungos/bolores

O efeito dos tratamentos do bloco de ração e do período de armazenamento na presença ou ausência de crescimento de fungos/bolores na superfície dos blocos de ração é apresentado no quadro 4.5

Não se registou qualquer crescimento de fungos/bolores na superfície de todos os blocos de ração tratados durante todo o período de estudo.

Este resultado está de acordo com a observação de **Sihag e Chahal (1997)** de que não houve crescimento de fungos em nenhum bloco experimental de UMM durante o período de armazenamento de um ano. **Onwuka (1999)** referiu que os blocos de melaço não apresentavam crescimento de bolor ou fungos durante o período de armazenamento de 4 meses. **Brar e Nanda (2005)** registaram um resultado semelhante, afirmando que não se verificou qualquer crescimento de fungos na superfície dos blocos de UMM mantidos no interior em condições secas durante um período de armazenamento de 14th meses. Do mesmo modo, **Singh (2006)** referiu que não se registou qualquer crescimento fúngico visível nos blocos de UMM preparados por dois processos, quente e frio. A ausência de crescimento de fungos/bolor na superfície de todos os blocos de ração pode dever-se à baixa temperatura ambiente durante o período de estudo. **Sihag *et al.* (1993)** referiram que a temperatura ambiente afectava os dias de armazenamento dos alimentos sem fungos e que o crescimento dos fungos era muito rápido entre 30-50^{0} C em comparação com 10-20^{0} C.

Quadro 4.5: Efeito dos diferentes tratamentos dos blocos de ração e do período de armazenamento na presença ou ausência de crescimento de fungos/bolores

Tratamento	1 dia	10 dias	30 dias	60 dias
I C	- - - -	- - - -	- - - -	- - - -
I B	- - - -	- - - -	- - - -	- - - -
I P	- - - -	- - - -	- - - -	- - - -
II C	- - - -	- - - -	- - - -	- - - -
II B	- - - -	- - - -	- - - -	- - - -
II P	- - - -	- - - -	- - - -	- - - -
III C	- - - -	- - - -	- - - -	- - - -
III B	- - - -	- - - -	- - - -	- - - -
III P	- - - -	- - - -	- - - -	- - - -

Presença de crescimento de fungos/bolores (+), ausência de crescimento de fungos/bolores (-)

4,6 pH

Os resultados apresentados na tabela 4.6 indicam claramente que existe uma diferença significativa (P≤0,05) no pH entre os tratamentos de blocos de ração e o período de armazenamento. As figuras 4.2a e 4.2b mostram o efeito de diferentes tratamentos de blocos de ração e períodos de armazenamento no pH.

O pH mais alto foi encontrado em II_C como 5,015±0,10 e o pH mais baixo foi encontrado em III_P como 4,20±0,06. O pH em 1 dia de armazenamento foi de 4,42±0,10 e aumentou para 4,65±0,09 em 60th dias de armazenamento. Este aumento do pH pode ser devido ao aumento do teor de humidade nos blocos de ração, o que resulta num aumento do crescimento de microrganismos.

Singh *et al.* (2007) registaram um aumento do pH do jaggery de 5,5 no primeiro dia de armazenamento para 5,8 em 3 meses de armazenamento.

A presente constatação está em desacordo com **Singh *et al.* (1992)**, que verificaram que o aumento da acidez alcoólica em blocos UMM não era significativo com o período de armazenamento.

Tabela 4.6: Efeito dos diferentes tratamentos dos blocos de ração e do período de armazenamento no pH

Tratamento	1 dia	10 dias	30 dias	60 dias	Média
I_C	4.34	4.34	4.44	4.56	**4.42±0.05[c]**
I_B	4.26	4.17	4.52	4.69	**4.41±0.11[c]**
I_P	4.36	4.19	4.39	4.47	**4.35±0.05[c]**
II_C	5.09	4.7	5.07	5.2	**5.01±0.10[a]**
II_B	4.33	4.27	4.38	4.41	**4.34±0.03[c]**
II_P	4.29	4.27	4.37	4.63	**4.39±0.08[c]**
III_C	4.2	4.22	4.35	4.5	**4.31±0.06[c]**
III_B	4.78	4.96	4.77	5.01	**4.88±0.06[ab]**
III_P	4.14	4.23	4.34	4.46	**4.29±0.06[c]**
Média	**4.42±0.10[cd]**	**4.37±0.09[c]**	**4.51±0.08[b]**	**4.65±0.09[a]**	

Os valores com sobrescritos diferentes nas colunas e linhas diferem significativamente (P≤0,05).

Fig. 4.2a : Efeito dos diferentes tratamentos dos blocos de ração no pH

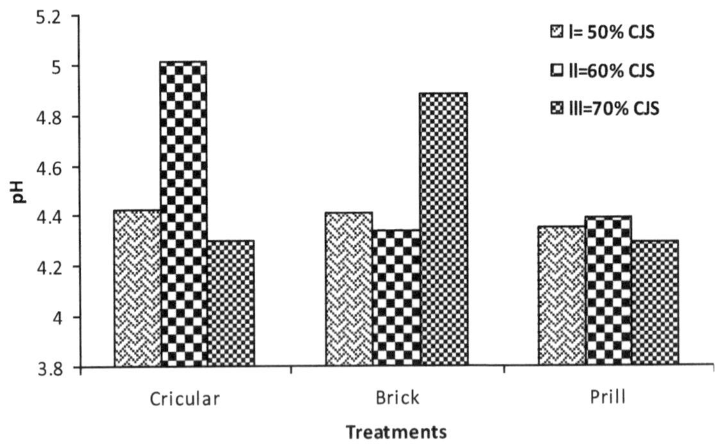

Fig. 4.2b: Efeito do período de armazenamento dos blocos de ração no pH

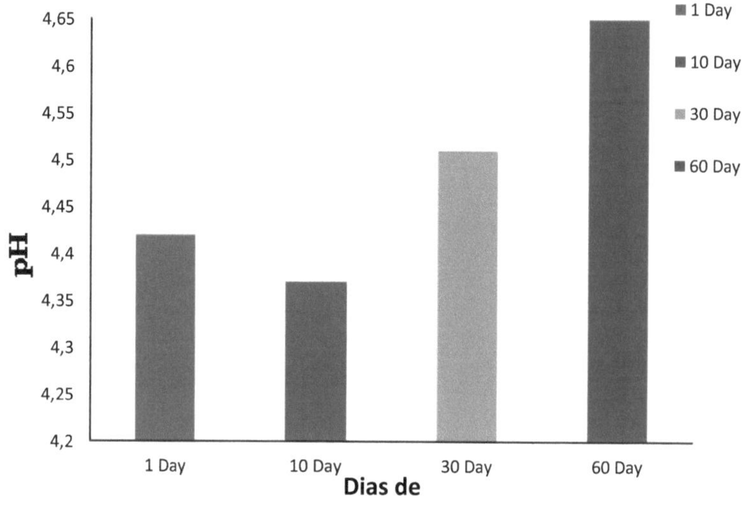

4.7 Teor de humidade

Os dados apresentados na tabela 4.7 e nas figuras 4.3a e 4.3b indicam o efeito dos diferentes tratamentos e do período de armazenamento do bloco de ração no teor de humidade. Verificou-se uma diferença significativa ($P \leq 0,05$) no teor de humidade entre os diferentes tratamentos e entre os períodos de armazenamento.

Isto está de acordo com as conclusões de **Sihag e Chahal (1997)** de que os níveis de humidade eram significativamente diferentes para diferentes blocos de alimentação mineral de melaço de ureia armazenados durante um período de um ano em condições atmosféricas normais.

No tratamento III, o bloco de ração$_P$ apresentou o teor de humidade mais baixo de 15±1,73% e o teor de humidade mais elevado para o bloco de ração II$_C$ de 22,25±0,62%. O teor de humidade apresentou uma tendência crescente de 18,11±1,33% no primeiro dia para 21,33±0,88% no sexagésimoth dia de armazenamento.

Singh (2006) relatou que o teor de humidade dos blocos minerais de melaço de ureia processados a quente permaneceu mais elevado do que os blocos de UMM processados a frio armazenados durante oito meses de período de armazenamento.

Patel (2009) relatou que o teor de humidade da torta de filtro de jaggery variava entre 71,45 e 61,69% em base fresca, mas no presente estudo os blocos de alimentação CJS processados contêm 15,00 a 22,25% de teor de humidade, o que pode ser devido à mistura de CJS com alimentos absorventes como farelo de trigo e dhuta.

Fig. 4.7a: Efeito dos diferentes tratamentos dos blocos de ração no teor de humidade (MC %)

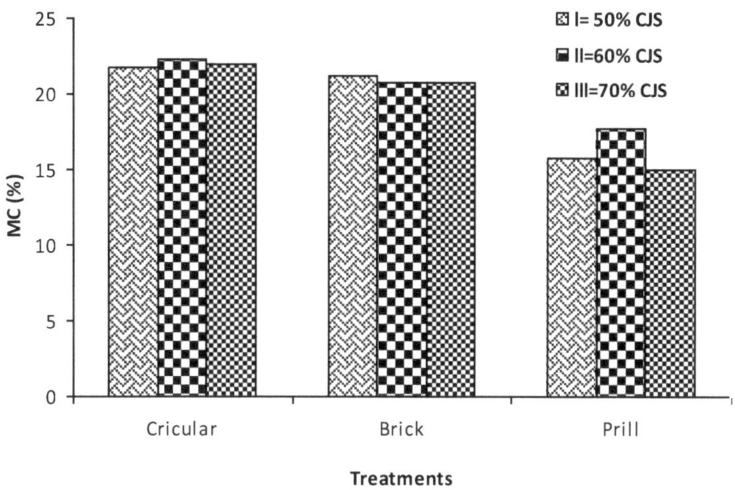

Fig. 4.7b: Efeito do período de armazenamento dos blocos de ração no teor de humidade (MC %)

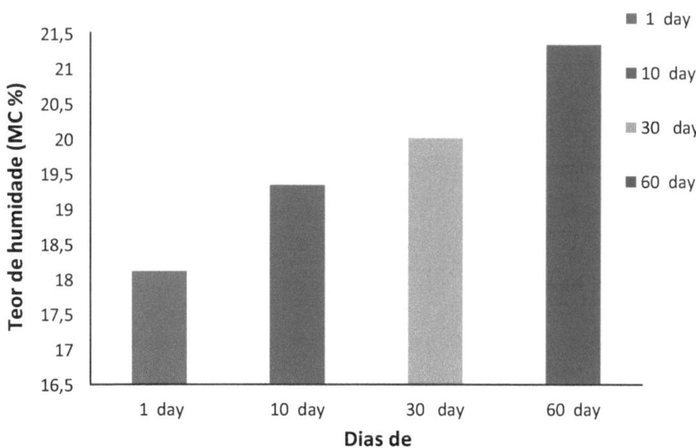

Quadro 4.7: Efeito dos diferentes tratamentos dos blocos de ração e do período de armazenamento no teor de humidade

Tratamento	1 dia	10 dias	30 dias	60 dias	Média
I_C	20	22	21	24	**21.75 ± 0.85^{c}**
I_B	20	22	21	22	**21.25 ± 0.47^{cd}**
I_P	12	15	18	18	**15.75 ± 1.43^{f}**
II_C	22	22	21	24	**22.25 ± 0.62^{abcd}**
II_B	20	21	20	22	**20.75 ± 0.47^{abcd}**
II_P	15	18	20	18	**17.75 ± 1.03^{ef}**
III_C	22	22	20	24	**22.00 ± 0.81^{abcd}**
III_B	20	20	21	22	**20.75 ± 0.47^{abcd}**
III_P	12	12	18	18	**15.00 ± 1.73^{g}**
Média	**18.11 ± 1.33^{abc}**	**19.33 ± 1.21^{ab}**	**20.00 ± 0.40^{ab}**	**21.33 ± 0.88^{a}**	

Os valores com sobrescritos diferentes nas colunas e linhas diferem significativamente ($P \leq 0,05$).

4,8 Matéria seca (MS)

Existe uma diferença significativa ($P \leq 0,05$) entre o tratamento e o período de armazenamento dos blocos de ração, tal como indicado no quadro 4.8 e nas figuras 4.4a e 4.4b

No presente estudo, o bloco de ração III_P apresentou a matéria seca (MS) mais elevada de 85,00±1,73% e o bloco de ração II_C apresentou a MS (%)

mais baixa de 77,75±0,62%. Observou-se uma tendência decrescente durante o período de armazenamento, com a MS (%) no primeiro dia de 81,88±1,33% e no 60° dia de 78,66±0,88%.

Brar e Nanda (2007) referiram que a matéria seca (% DM) dos blocos de UMM variava entre 81,8 e 84,4%. **Patel (2009)** relatou que a MS (%) da torta de filtro de jaggery variava de 28,55% a 38,31% em base fresca, mas no presente estudo o bloco de ração CJS processado tinha maior MS % variando de 85% a 77%, o que pode ser devido a outro ingrediente (ração de farelo de trigo e dhuta) misturado com ele.

Quadro 4.8: Efeito dos diferentes tratamentos dos blocos de ração e do período de armazenamento na matéria seca (DM %)

Tratamento	1 dia	10 dias	30 dias	60 dias	Média
I_C	80	78	79	76	**78.25±0.85^{f}**
I_B	80	78	79	78	**78.75±0.47^{ef}**
I_P	88	85	82	82	**84.25±1.43^{b}**
II_C	78	78	79	76	**77.75±0.62^{ef}**
II_B	80	79	80	78	**79.25±0.47^{ef}**
II_P	85	82	80	82	**82.25±1.03^{bc}**
III_C	78	78	80	76	**78.00±0.81^{ef}**
III_B	80	80	79	78	**79.25±0.47^{def}**
III_P	88	88	82	82	**85.00±1.73^{ab}**

Média	81.88±1.33 a	80.66±1.21[a] b	80.00±0.40[b] c	78.66±0.88 c	

Os valores com sobrescritos diferentes nas colunas e linhas diferem significativamente (P≤0,05).

Fig. 4.4a: Efeito de diferentes tratamentos de blocos de ração na matéria seca (DM %)

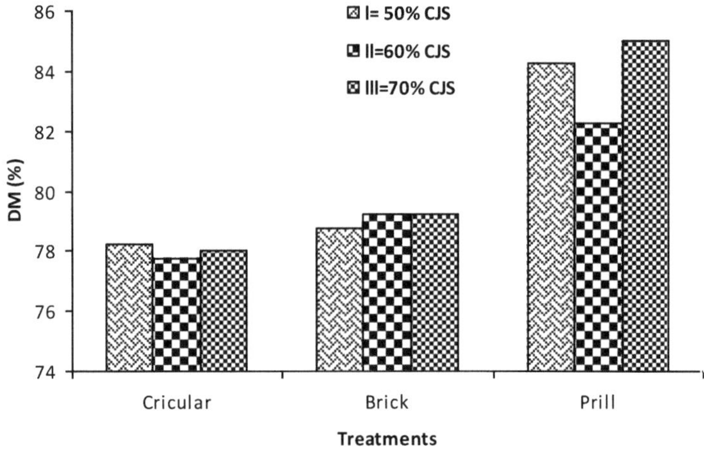

Fig. 4.4b: Efeito do período de armazenamento dos blocos de ração na matéria seca (DM %)

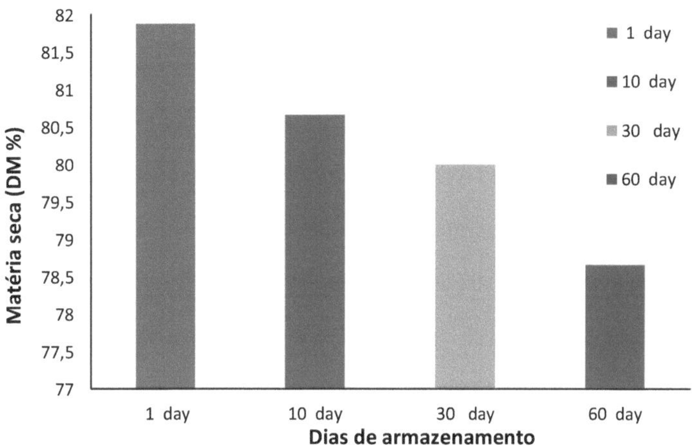

4.9 Análise nutricional

Os dados apresentados nos quadros 4.9a e 4.9b mostram o efeito dos diferentes tratamentos e dos diferentes períodos de armazenamento dos blocos de ração na análise nutricional.

Verificou-se uma diferença não significativa ($P \geq 0{,}05$) entre os diferentes tratamentos e entre os diferentes períodos de armazenamento dos blocos de ração em CP%, CF%, EE%, TA%, OM%, NFE% e TC%, exceto TC% que se mostrou significativo nos tratamentos de blocos de ração mas não significativo nos períodos de armazenamento.

A CP% para os blocos de ração tratados variou de 14,87±0,31 a 16,80±0,23%. A CF% para os blocos de ração tratados variou de 6,65±0,15 a 7,11±0,15%, que é maior do que a torta de filtro de jaggery, conforme relatado por **Patel (2009)**, o que pode ser devido a outros ingredientes de ração misturados nos blocos de ração. A EE% variou de 7,30±0,09 a 7,52±0,18%. A cinza total (TA %) para os blocos de ração dos tratamentos variou de 6,80±0,10 a 7,26±0,12%. A matéria orgânica (OM %) variou de 92,8±0,28 a 93,19±0,10%. A percentagem de NFE dos blocos de ração dos tratamentos varia entre 62,26±0,20 e 63,99±0,65% e a percentagem de hidratos de carbono totais (CT %) entre 68,93±0,23 e 70,82±0,25.

Os presentes resultados estão de acordo com **Singh *et al.* (1992)**, que referiram que não se registaram muitas alterações na análise nutricional dos blocos de UMM armazenados. **Brar e Nanda (2007)** também registaram resultados semelhantes, afirmando que não se verificaram alterações nos valores nutritivos dos blocos de UMM armazenados durante 14 meses.

A análise nutricional comparativa dos blocos de concentrado de escória de açúcar mascavado e dos blocos de farinha de carne e ossos armazenados **(Brar e Nanda, 2007)** indica que a CP% e a TA% dos blocos de farinha de carne e ossos é mais elevada do que a dos blocos de concentrado de escória de açúcar mas tem uma percentagem mais baixa de MO e EE. O valor mais baixo de CP% nos blocos de concentrado de escória de açúcar mascavado pode dever-se à ausência de ureia, que actua como fonte de CP nos blocos UMM, e o valor mais baixo de TA% nos blocos de concentrado de escória de açúcar mascavado pode dever-se à ausência de aglutinantes como cimento, sais de cálcio, etc. **Gupta e Malik (1991)** registaram que a CF% do bloco de ração de folhas de subabul era de 6%, o que é comparável ao bloco de ração concentrado de escória de glucose de laranja. Não se verificou qualquer efeito sobre a NFE% e a TC%, apesar de se ter verificado um aumento do pH e da contagem bacteriana total, o que pode dever-se ao método indireto de medição da NFE% e da TC%, através da adição de CP%, CF%, EE% e TA%, subtraindo-os de 100 para obter a NFE% e adicionando CF% e NFE% para obter a TC%.

Quadro 4.9a: Efeito do período de armazenamento dos blocos de ração na análise nutricional (em %)

Período de armazenamento	PC	CF	EE	TA	OM	NFE	TC
1 dia	15.53 ±0.31	6.93 ±0.07	7.39 ±0.06	7.15 ±0.10	92.84 ±0.10	62.92 ±0.36	69.86 ±0.37
10 dias	15.09 ±0.30	6.81 ±0.13	7.42 ±0.05	7.06 ±0.10	92.93 ±0.10	63.58 ±0.40	70.39 ±0.33
30 dias	15.54 ±0.26	7.01 ±0.10	7.40 ±0.08	6.86 ±0.07	93.13 ±0.07	63.16 ±0.28	70.17 ±0.22

60 dias	15.29 ±0.20	6.79 ±0.14	7.51 ±0.07	7.12 ±0.07	92.8 ±0.07	63.38 ±0.35	70.09 ±0.29

P≥0.05

Quadro 4.9b: Efeito dos diferentes tratamentos dos blocos de ração na análise nutricional (em %)

Tratamento	PC	CF	EE	TA	OM	NFE	TC
I_C	15.61 ±0.33	7.10 ±0.21	7.42 ±0.11	7.02 ±0.07	92.97 ±0.07	62.61 ±0.67	69.71 ±0.41[a]
I_B	14.95 ±0.08	7.09 ±0.07	7.40 ±0.10	6.97 ±0.04	93.02 ±0.04	63.92 ±0.78	70.82 ±0.25[a]
I_P	14.87 ±0.31	6.94 ±0.24	7.52 ±0.18	6.94 ±0.08	93.06 ±0.08	63.68 ±0.48	70.62 ±0.18[a]
II_C	15.49 ±0.44	6.97 ±0.12	7.41 ±0.12	7.12 ±0.14	92.87 ±0.14	62.99 ±1.04	69.96 ±0.49[b]
II_B	15.61 ±0.13	7.11 ±0.15	7.52 ±0.10	7.26 ±0.12	92.73 ±0.12	62.48 ±0.81	69.60 ±0.29[a]
II_P	14.96 ±0.43	6.77 ±0.15	7.46 ±0.08	6.80 ±0.10	93.19 ±0.10	63.97 ±1.12	70.75 ±0.45[a]
III_C	16.39 ±0.23	6.66 ±0.14	7.47 ±0.10	7.20 ±0.28	92.80 ±0.28	62.26 ±0.41	68.93 ±0.23[a]
III_B	15.36 ±0.48	6.68 ±0.17	7.40 ±0.07	7.11 ±0.09	92.88 ±0.09	63.44 ±1.22	70.12 ±0.47[b]
III_P	15.04 ±0.64	6.65 ±0.15	7.30 ±0.09	7.00 ±0.17	93.00 ±0.17	63.99 ±1.30	70.65 ±0.56[b]

Os valores com sobrescritos nas colunas e linhas são significativamente diferentes (P≤0,05).

4.10 Contagem bacteriana total

O efeito dos diferentes tratamentos e do período de armazenamento dos blocos de ração na contagem bacteriana total é apresentado no quadro 4.10 e representado nas fig. 4.5a e 4.5b. Registou-se uma diferença significativa ($P \leq 0,05$) entre os tratamentos e entre os dias de armazenamento dos blocos de ração.

A contagem bacteriana total mais elevada foi encontrada em II_C de 7,29±0,01 log_{10} ufc/ml e a contagem bacteriana total mais baixa foi encontrada em III_P de 6,88±0,06 log_{10} ufc/ml. Observou-se uma tendência crescente durante o período de armazenamento, de 7,10±0,06 log_{10} ufc/ml em 1 dia para 7,25±0,03 log_{10} ufc/ml em 60th dias do período de armazenamento. Este aumento na contagem total de bactérias pode ser devido ao aumento do teor de humidade.

Singh *et al.* (2007) relataram que há um aumento na contagem bacteriana total de 3,0 a 8,0 $x10^1$ em 1 dia para $3,2x10^3$ cfu/g em 6 meses de período de armazenamento. **Uwaezoke e Ogbulie (2008)** referiram que a contagem bacteriana total de 10^7 ordem de grandeza para duas marcas, nomeadamente Relief e Ekeukwu, de alimentos para aves de capoeira comercialmente disponíveis vendidos em partes da Nigéria Oriental.

A alta contagem bacteriana total presente nos blocos de ração concentrados de escória de jaggery deveu-se ao facto de os ingredientes dos blocos de ração serem de origem vegetal, conforme relatado por **Čabarkapa *et al.* (2009)** que os ingredientes de ração de origem vegetal têm maior contagem bacteriana total. A contagem bacteriana total de $2,3x10^7$ cfu/ml do concentrado de escória de jaggery está bem dentro do valor limite máximo permitido estabelecido no regulamento **(Službeni List SFRJ, 1990)** para alimentos para animais de origem vegetal de 1,0x10^8 cfu/ml.

Quadro 4.10: Efeito dos diferentes tratamentos dos blocos de alimentos para animais e do período de armazenamento na contagem bacteriana total (log_{10} CFU/ml)

Tratamento	1 dia	10 dias	30 dias	60 dias	Média
I_C	7.176	7.204	7.278	7.309	**7.24±0.03^c**
I_B	7.146	7.23	7.287	7.301	**7.24±0.03^c**
I_P	6.886	6.982	7.00	7.113	**6.99±0.04^d**
II_C	7.267	7.281	7.303	7.318	**7.29±0.01^{abc}**
II_B	7.248	7.262	7.298	7.312	**7.28±0.01^{abc}**
II_P	7.041	7.146	7.278	7.361	**7.20±0.07^c**
III_C	7.255	7.283	7.301	7.318	**7.28±0.01^{abc}**
III_B	7.204	7.248	7.298	7.307	**7.26±0.02^{abc}**
III_P	6.716	6.857	6.986	7.00	**6.88±0.06^e**
Média	**7.10±0.06^d**	**7.16±0.04^c**	**7.22±0.05^{ab}**	**7.25±0.03^a**	

Os valores com sobrescritos diferentes nas colunas e linhas diferem significativamente ($P \leq 0,05$).

Fig. 4.5a: Efeito de diferentes tratamentos de blocos de ração na contagem bacteriana total ($\log_{10}$ CFU/ml)

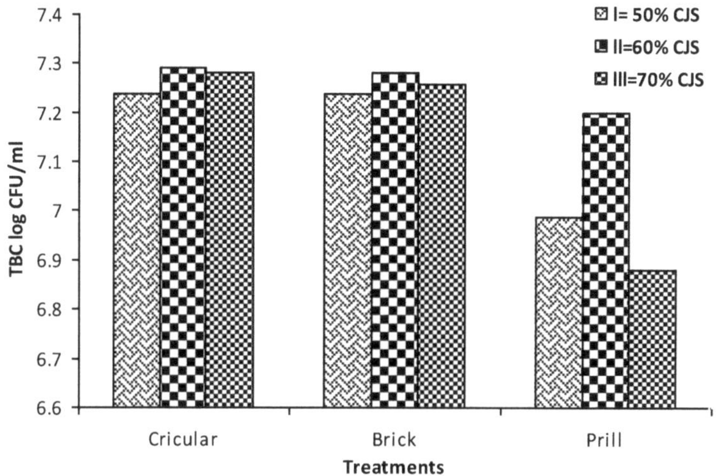

Fig. 4.5b: Efeito do período de armazenamento dos blocos de alimentos para animais na contagem bacteriana total ($\log_{10}$ CFU/ml)

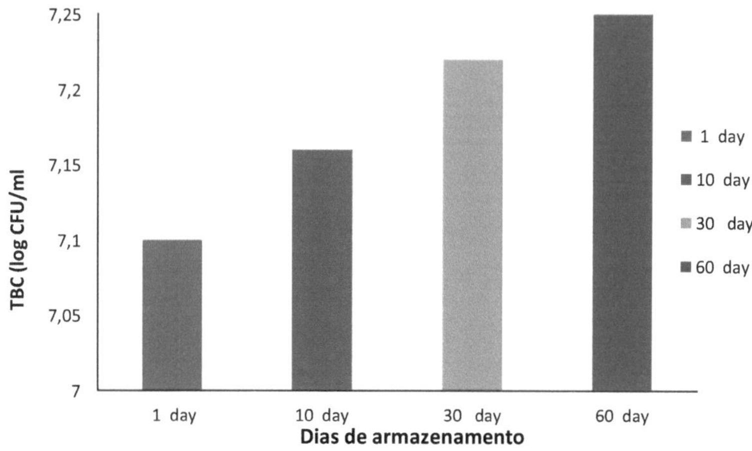

5 RESUMO E CONCLUSÃO

O presente estudo foi efectuado para a formulação e armazenamento de blocos de concentrado de escória de açúcar mascavado para suínos, a fim de aumentar o prazo de validade do concentrado de escória de açúcar mascavado e a sua utilização na época baixa. O objetivo era normalizar o processo de preparação de blocos de ração concentrados de escória de açúcar mascavado, estudar as qualidades físicas, a análise nutricional e a contagem bacteriana total dos blocos de ração concentrados de escória de açúcar mascavado. O trabalho foi realizado entre novembro de 2009 e fevereiro de 2010 no Departamento de Produção e Gestão Pecuária, Faculdade de Ciências Veterinárias e Animais da Universidade de Agricultura e Tecnologia G. B. Pant, Pantanagar.

A escória concentrada de açúcar de cana é um subproduto agroindustrial obtido da unidade de produção de açúcar de cana durante o processo de fabrico de açúcar de cana. Contém um elevado teor de humidade e açúcares redutores, pelo que fermenta em poucos dias e não é adequado para alimentação. Misturando a escória concentrada de açúcar de cana com ingredientes secos para alimentação animal e moldando esta mistura em blocos de ração, pode ser armazenada durante um período mais longo para a utilização de suínos como ração.

Os resultados do presente estudo são resumidos da seguinte forma:

Fase I

- Foram formulados blocos de ração de concentrado de escória de jaggery utilizando aglutinantes, nomeadamente maida e *multhina mitti,* e sem aglutinantes. Entre estes três tipos de blocos de ração, apenas o bloco de ração sem aglutinante apresentou um odor adocicado, total aceitabilidade, não é duro, manteve a forma e tem menos formação de fissuras.

Fase II

- Foram formulados diferentes blocos de ração utilizando 50, 60 e 70% de concentrado de escória de jaggery, juntamente com 25% de farelo de trigo e dhuta variada em conformidade.
- De cada um deles, 100g foram moldados em três formas diferentes*, ou seja,* circular, tijolo e prills, e deixados a secar ao sol durante 5 a 8 dias.
- Durante o período de estudo, não se registaram alterações nas qualidades físicas*, ou seja,* odor adocicado (-), ausência de infestação por larvas (-) e ausência de qualquer desgaste (-) em todos os blocos de ração tratados.
- A aceitabilidade demonstrada pelos suínos em relação aos blocos de ração com forma de pril foi total (+) para todas as amostras de blocos de ração, mas foi parcial (-) para os blocos de ração com forma circular e de tijolo.
- Todos os blocos de ração mostraram ausência de crescimento de fungos/bolor (-) armazenados durante 2 meses.
- O pH mostrou uma diferença significativa ($P \leq 0,05$) entre os diferentes tratamentos e o período de armazenamento. O pH mais alto foi

encontrado no bloco de ração contendo 60% de CJS e formato circular como 5,015±0,10 e o mais baixo no bloco de ração contendo 70% de CJS e formato de prill como 4,29±0,06. Foi observada uma tendência crescente de 4,42±0,103 no primeirost dia para 4,65±0,09 no 60^{oth} dia de armazenamento.

- O bloco de ração com 70% de CJS e formato de pril apresentou o teor de humidade mais baixo de 15,00±1,73% e o teor de humidade mais elevado foi apresentado pelo bloco de ração com 60% de CJS e formato circular de 22,25±0,62%. O teor de humidade mostrou uma tendência crescente de 18,11±1,33% em 1st dia para 21,33±0,88% em 60th dias de armazenamento. Houve uma diferença significativa (P≤0,05) no teor de humidade entre os diferentes tratamentos e períodos de armazenamento.
- O teor de matéria seca apresentou uma diferença significativa (P≤0,05) entre os tratamentos e o período de armazenamento. A maior DM% entre os tratamentos foi mostrada pelo bloco de ração contendo 70% de CJS e formato de prill de 85,00±1,73% e a menor DM% pelo bloco de ração contendo 60% de CJS e formato circular de 77,75±0,62%. Foi observada uma tendência decrescente na DM% durante o período de armazenamento com DM% no 1st dia como 81,88±1,33% e no 60 dia como 78,66±0,88%.
- A análise nutricional mostrou uma diferença não significativa (P≥0,05) entre os tratamentos e o período de armazenamento. O PC, CF, EE, TA, OM, NEF e TC para os tratamentos de blocos de ração variaram de 14,87 a 16,80%, 6,65 a 7,11%, 7,3 a 7,52%, 6,80 a 7,26%, 92,80 a 93,19%, 62,26 a 63,99% e 68,93 a 70,82%, respetivamente.

- A contagem bacteriana total foi mais elevada no bloco de ração com 60% de CJS e forma circular, com 7,29±0,011 log_{10} UFC/ml, e a mais baixa foi encontrada no bloco de ração com 70% de CJS e forma de pril, com 6,88±0,06 log_{10} UFC/ml. Houve uma tendência crescente na contagem bacteriana total de 7,10±0,06 log_{10} cfu/ml em 1st dia para 7,25±0,03 log_{10} cfu/ml em 60th dia do período de armazenamento. Registou-se uma diferença significativa (P≤0,05) entre os tratamentos e entre os dias de armazenamento dos blocos de ração.

Conclusão

Pode concluir-se que a escória de concentrado de açúcar mascavado pode ser armazenada durante um período mais longo se se fizerem blocos de ração juntamente com farelo de trigo e dhuta (mistura de polimento, cascas e grânulos de arroz) que actuam como absorventes. Todos estes ingredientes são subprodutos agro-industriais e uma boa fonte de energia que pode ajudar a reduzir o custo da alimentação dos suínos. Entre os diferentes tratamentos de blocos de ração de concentrado de escória de jaggery, os blocos de ração com 70% de concentrado de escória de jaggery e com forma de prill podem ser um alimento muito bom para os suínos, uma vez que apresentaram os melhores resultados, porque tinham menos teor de humidade, pH e contagem bacteriana total e matéria seca mais elevada do que todos os tratamentos de blocos de ração. Em geral, os blocos de ração em forma de pril foram melhores do que os outros blocos de ração, uma vez que requerem menos tempo para secar, são fáceis de moldar e têm um teor de humidade mais baixo, o que é bom para o armazenamento a longo prazo.

Além disso, podemos aumentar a percentagem de CJS se fizermos blocos de ração em forma de pril.

Aganga, A.A.; Lelata, P. e Tsiane, M.V. 2005. Blocos de melaço e ureia como recursos alimentares suplementares para ruminantes no Botsuana. *Journal of Animal and Veterinary Advances.* **4**(5): 524-528.

Agudelo, Jorge H. 2009. Alimentos alternativos para suínos na Colômbia: quais são as nossas opções? *Rev. Colomb. Cienc. Pecu.* **22**: 278-286.

Ali, Amanat e Mirza, I.H. 1986. Alimentação de ruminantes nos trópicos com blocos de melaço de ureia "Buffalo Choclates". *Asian Livestock.* **11:** 160-164.

AOAC. 1995. Association of Official Analytical Chemists, Official Methods of Analyses. 16th Edition, Washinton D.C.

Arotupin, D.J.; Kayode, R.M.O e Awojobi, K.O. 2007. Microbiological and Physicochemical Qualities of selected commercial poultry feeds in Akure, Nigeria (Qualidades microbiológicas e físico-químicas de alimentos comerciais para aves selecionados em Akure, Nigéria). *J. Biol. Sci.* **7**(6):981-984.

Baribo,L.E.; Porter M.W.; Turner A.W. and Wright K.N. 1966. Molasses Feed Blocks and method of preparation and use. Patente dos EUA 3246336.

Brar, P.S. e Nanda, A.S. 2005. Desenvolvimento de um bloco de multinutrientes de melaço de ureia por processo a frio. *Jornal Veterinário Indiano.* **82**: 448-449.

Brar, P.S. e Nanda, A.S. 2007. Experiências com blocos de multinutrientes de ureia-melaço na produção e reprodução de búfalos em pequenas explorações leiteiras, Punjab, Índia. FAO Animal Production and Health Paper. (164): 59-73.

Brukila,B; Pama,T.E.; Fonteh, F.A.; Doumbia,F.; Tendonkeng, F.; Kana, J.R.; Mboko,A.V. e Mbenga, L.N. 2006. Formulação de blocos de ração com multinutrientes para melhorar a produção e a reprodução de ovelhas Djallonke` . *Bull Anim. Hlth. Prod. Afr.* **54**:152-155.

Čabarkapa, I.; Kokić, B.; Plavšić, D.; Ivanov, D.; e Lević, J. 2009. Segurança microbiológica da alimentação animal. Biotecnologia na criação de animais. **25**(5-6): 1155-1162.

Chauhan, T.R.; Gupta, R.; Dahiya, S.S. e Punia, B.S. 1997. Efeito do suplemento de blocos de melaço de ureia na ração de búfalos sobre a utilização de nutrientes e a produção de leite. *Indian J. Ani. Sci.* **67**: 418-421.

Chermiti, A. 1998. Utilização de figos de bárbara e substituição do melasse em menos blocos nutricionais. Efeitos sobre a ingestão voluntária de, . *Ann. Zootech.* **47**:179-184.

El Hag, M.G.; Al-Mera, M.A. e Al-Salti, B. 2002. Crescimento em sultanante de Omã de pequenos ruminantes que recebem blocos de multinutrientes de ureia de subprodutos de tâmaras. *Asian Aust. J. Anim. Sci.* **15**(5):671-674.

Ensminger, M.E.; Oldfield, J.E.; e Heinemann, W.W. 1990. Feeds and Nutrition. 2a ed. Clovis (CA): The Ensminger Publishing Company.

FAO, 2004. Situação do abastecimento mundial de cereais (Parte II: Revisão Mundial e Regional: Factos e Números). In: O Estado da Alimentação e da Agricultura 2003-2004. Disponível: http://www.fao.org/documents/show_cdr.asp? url_file=/ DOCREP / 006/Y5160E/Y5160E00. HTM.

Figueroa, V. e Ly, J. 1990. Alimentación porcina no convencional. Coleção GEPLACEA, Série DIVERSIFICACION: México pp 215.

Garg, M.R.; Mehta, A.K. e Singh, D.K. 1998. Avanços na produção e utilização de blocos minerais de melaço de ureia na Índia. *World Anim. Rev.* **90**(1).

Gowda, N.K.S.; Malathi, V.; e Suganthi, R.U. 2002. Influência das condições de armazenamento, do material do saco e da duração do armazenamento da ração na produção de alfatoxina. *Indian J. Ani. Nutrition.* **19**(4): 340-345.

Greenwood, R.H.; Titgemeyer, E.C. e Drouillard, J.S. 1999. Effects of base ingredient in cooked molasses blocks on intake and digestion of prairie hay by beef steers. *J. Ani. Sci.* **78**:167-172.

Gupta, B.K. e Malik, N.S. 1991. Estudos preliminares de uma nova lambida em bloco de folhas de subabul. *Indian J. Ani. Sci.* **61**(1):113-116.

Habib, G. 2004. Blocos de alimentação à base de frutos de amoreira: Um suplemento essencial para o gado em regiões montanhosas. *Mountain Res. and Deve.* 24(2): 106-109.

Hadjipanayiotou, M. 1992. Blocos de ureia e subprodutos agrícolas para alimentacËaÄ o de ovinos nas zonas críticas de pluviosidade Ð regiaÄ o do Mashreq. In: Actas do Workshop do Mashreq sobre o aumento da produtividade da cevada, das pastagens e dos ovinos nas zonas críticas de pluviosidade, Amã, Jordânia, pp. 180-190.

Hadjipanayiotou, M.; Verhaeghe, L.; Allen, M.; Kronfoleh, A.R.; Labban, L. M.; Shurbaji, A.; Al-Wadi, M.; Dassouki, M.; Shaker, B. e Amin, M. 1993. Blocos de ureia. I. Metodologia de fabrico de blocos e diferentes fórmulas testadas na Síria. *Livestock Res. Rural Deve.* **5**(3):1-10.

Hamadeh, S.K.; Bistanji, G.N.; Darwish, M.R.; Abi Said, M. e Abi Ghanem, D. 2001. Economic sustainability of small ruminants production in semi-arid areas of Lebanon (Sustentabilidade económica da produção de pequenos ruminantes em zonas semi-áridas do Líbano). *Small Ruminant Res.* **40**: 41-49.

Harmon, Bud G.; Skock, Leroy V. e Dickerson, Charles W. 1979. Suplemento alimentar para porcos bebés. Patente dos Estados Unidos US 4171379.

Hassoun, P. 1989. Fabrico de blocos de ureia sem melaço. Mimeógrafo, FAO, Roma, Itália.

Hassoun, P. e Bâ, A.A. 1991. Mise au point d'une technique de fabrication de blocs multinutritionnels sans mélasse. *Livestock Res. Rural Dev.* **2**(2).

Hunt, H.W. e Pixton, S.W. 1974. Moisture Its Signifiance, Behaviour and Measurement. Storage of Cereal Grains and their Products, (eds Christensen, Clyde M.) American Association of Cereal Cemists, Inc. St. St. Paul, Minnesota. pp. 1-56.

Jasmohan, 2007. Proprietário de uma unidade de fabrico de jaggery, Bhurarani (comunicação pessoal).

Kakkar, V.K. e Makkar, G.S. 1995. Caraterísticas comparativas dos blocos minerais disponíveis (UMMB). *Indian J. Ani. Nutrition.* **12**(1): 37-40.

Khanna, K.I.; Chakravarti, A.S. 1955. Researches related on technical aspects relating to improvement of gour industry in Bihar, Indian Central Sugarcane Committee, New Delhi, pp.33-41.

Kviesitis, B.1970. Método de fabrico de blocos de alimentação Patente US 3532503.

Leng, R. A.; Preston, T. R.; Sansoucy, R. e George Kunju, P. L. 1991. Blocos de multinutrientes como suplemento estratégico para ruminantes. *World Anim. Rev.* **67**:11-19.

Mena, A. 1983. Jugo de cana de azucar y otros recursos tropicales para la alimentacion de cerdos. In: Alternativas y valor nutritivo de algunos recursos alimenticios destinados a producción animal. Informe Provisional No 16 Fundacion Internacional para la Ciencia: Estocolmo pp 199-204.

Miller, E.R.; Holden, P.J.; e Leibbrandt, V.D.1994. By-products in swine diets. Pork Industry Handbook (no. 108), Coop. Ext. Ser., Purdue Univ., West Lafayette (IN), USA.

Musher,S. 1945. Composição alimentar de melaço seco. Patente dos Estados Unidos US 2377360.

Myer, R.; e Hall, M.B. 2004. Guideline for using alternative feedstuffs (Diretrizes para a utilização de alimentos alternativos). Animal Science Department, Florida Cooperative Extension Service, Institute of Food and Agricultural Sciences, University of Florida. Disponível em: http://edis.ifas.ufl .edu.

Myer, R.O.; e Brendemuhl, J.H. 2001. Alimentos diversos para animais. In: Swine Nutrition, 2nd ed. Lewis AJ e Southern LL (Eds). Boca Raton (FL): CRC Press LLC; p.839-64.

Myer, R.O.; Brendemuhl, J.H. e Johson, D.D. 2000. Desidratação de resíduos alimentares de restaurantes. Food Waste as Animal Feed. (eds) Michael L. Westendorf. 1st edition Iowa State University Press, Ames, Iowa. pp.113-128.

NCAP 2004. Demand and supply projections for livestock products in India (Projecções da procura e da oferta de produtos animais na Índia). Editado por Dastagiri, M.B. National Centre for Agricultural Economics and Policy Research. Policy paper #21.

Oke, O.L. 1990. Farinha de mandioca. In: Non Traditional Feed Sources for Use in Swine Production. Thacker, P.A. e Kirkwood, R.N., editores. Stoneham (MA): Butterworth Publishers.

Onwuka, C.F.I. 1999. Bloco de melaço como recurso alimentar suplementar para ruminantes. *Archivos de zootecnia.* **48:** 88-94.

Patel, M. 2009. Estudos sobre o efeito da alimentação com diferentes níveis de torta de filtro de jaggery no crescimento, caraterísticas da carcaça e perfil bioquímico do sangue em suínos. Tese de doutoramento apresentada à G.B.P.U.A.T., Pantangar. Uttarakhand.

Patel, M.; Sharma, R.J.; Kumar, A.; Tiwari, D.P e Panja, A. 2009. Effect of jiggery filter cake supplement on production performance and nutrient digestibility in finisher pigs. "Sustainable Animal Husbandry: Prevention is better than Cure". 14th Congresso Internacional da Sociedade Internacional de Higiene Animal. pp. 323-326.

Patel, M.; Sharma, R.J.; Kumar, A.; Tiwari, D.P. e Panj, A. 2008. Efeito da suplementação com torta de filtro de jiggery no crescimento e na digestibilidade dos nutrientes em porcos brancos grandes de Yorkshire. (Abstracts and Souvenir) 3rd Congresso estatal de ciência e tecnologia de Uttarakhand (Editor Dr. Kusum Arunachalan).

Patil, V.D. e Shingata, A.K. 1982. Estudos sobre o efeito de diferentes níveis de bagaço de lama e azoto na qualidade do jiggery. *Indian Sugar.* pp.167-171.

Perez, R. 1995. Feeding pigs in the tropics (Alimentação de suínos nos trópicos). FAO Animal Production and Health Paper. FAO, Roma.

Perez, R. 1995. Cana-de-açúcar. Feeding pigs in the tropics (Alimentação de porcos nos trópicos). FAO Animal Production and Health Paper No. 132 FAO, Roma. http://www.fao.org/docrep/003/w3647e/W3647E00.htm#TOC.

Preston, T. R. 1995. Recursos alimentares para não ruminantes. In: Tropical Animal feeding - A manual for research workers. Animal Production and Health Paper 126: 51-82, FAO, Roma.

Preston, T.R. e Murgueitio, E. 1992. Stratergy for sustainable livestock production in the tropics. Centro. Inv. Sisste. Sost. Prod. Agropec. Cali. pp.89.

Rajkumar, B. 1991. A tecnologia do bloco de melaço nas Maurícias e a perspetiva africana. *Livestock Res. for Rural Development.* **3**(3): 52-62.

Ramanchandra, K.S.; Taneja, V.K; Sampath, K.T; Anandan, S. e Angadi, U.B. 2007. Livestock feed resources. Em diferentes agro-ecossistemas da Índia: Availability reqirement and their management. Instituto Nacional de Nutrição e Fisiologia Animal, Bangalore, Índia. pp.100.

Ramchurn, R. e Raggoo, J. 2000. O desenvolvimento de blocos de multi-nutrientes para o coelho doméstico na Maurícia. *Livestock Res. Rural Deve.*, **12**(1) http://www.cipav.org.co/lrrd/lrrd12/1/ram121a. htm.

Riffer, R. 1988. A natureza do corante do fabrico de açúcar e de açúcar de cana. Em Chemistry and processing of sugar beet and sugarcane, Clarks, M.A., Godshall, M.A. (eds), Elsevier Sciences Publication Co, Amsterdam, pp.186-207.

Rodríguez, J.R.; Figueroa, Vi; Velasco, E. e Martínez, R. 1994. Evaluación de un alimento seco basado en miel B de caña de azucar para gallinas ponedoras. *Livestock Res. Rural Deve.* **6**(2): 21Kb.

Salem, H.Ben e Nefzaoui, A. 2003. Feed blocks as alternative supplements for sheep and goats. *Small Ruminant Res.* **49:** 275-288.

Salman, A.D. 2004. Nova Abordagem no Desenvolvimento da Tecnologia de Blocos Alimentares na região WANA. Actas da consulta de peritos sobre a utilização de resíduos agrícolas. 6-8 de junho de 2004, Cairo, Egito. pp.57-77.

Sansoucy, R. 1986. O Sahel: fabrico de blocos de ureia de melaço. *World Anim. Rev.* **57**: 40-48.

Sansoucy, R.; Aarts, G e Preston, T. R. 1988. Blocos de ureia de melaço como suplemento multi-nutriente para ruminantes. Proc. de uma consulta de peritos da FAO realizada em Santo Domingo, República Dominicana.

Sansoucy, R.1995. Novos desenvolvimentos no fabrico e utilização de blocos de multinutrientes - Comunicações breves. *World Anim. Rev.* **82**.

Sarria, P., Solano, A. e Preston, T.R. 1990. Utilización de jugo de caña y cachaza panelera en la alimentación de cerdos. *Livestock Res. Rural Deve.* **2**(2): 92-99.

SIDA-MSc, 1994. Programa de mestrado em sistemas sustentáveis de criação de gado. SUAS, Uppsala.

Sihag, Z.S. e Chahal, S.M. 1997. Efeito do armazenamento na estabilidade de blocos minerais de melaço de ureia (UMMB). *Indian J. Ani. Nutrition.* **14**(1): 31-35.

Sihag, Z.S.; Rathee, C.S. and Lohan, O.P. Storage of complete feed blocks under different temperature and humidity. *Indian J. Ani. Sci.* **63**(4): 461-464.

Singh, J. e Shahi, H.N. 2002. Jaggery and khandsari industry in India. *Indian Farming.* **51**(11): 59-60.

Singh, J.; Lohan, O.P. e Rathee, C.S. 1998. Avaliação de blocos alimentares completos à base de berseem em vitelos búfalos em crescimento. *Indian J. Ani. Sci.* **65**(5): 480-483.

Singh, J.; Shahi, H.N. e Suman, Archna. 2007. Melhoria da clarificação do sumo de cana-de-açúcar para o fabrico de açúcar doce. *J. Food Sci. Tech.* **41**(3): 315-318.

Singh, R. 2006. Avaliação comparativa de tijolos de ureia-melaço. Tese de Mestrado apresentada ao C.S.K.H.P.K.V. Palampur.

Singh, R. e Chahal, S.M. 1993. Desenvolvimento do bloco de lamber mineral de melaço de ureia (UMMB) por processo químico e sua utilização em novilhas Buffalo. *Indian J. Ani. Nutrition.* **10**(4): 251-253.

Singh, R.; Chahal, S.M. e Rathee, C.S. 1992. Qualidade de armazenamento de blocos minerais de melaço de ureia (UMMB) fabricados por dois processos diferentes. *Indian J. Ani. Nutrition.* **9**(4):203-208.

Službeni List SFRJ, 1990 Pravilnik o maksimalnim količinama štetnih materija i sastojaka u stočnoj hrani. 2, 27.

Snedecor, G.W. e Cocharan, W.G. 1994. Statistical methods. 8th edition Oxford and IBH Publishing Co., New Delhi, India.

Snow, D.; Crichton, M.H.G. e Wright, N.C. 1944. Deterioração por bolor de alimentos para animais em relação à humidade de armazenamento. *Ann. Appl. Biol.* **31**: 102-107.

Sorger-Domenigg, H.; Cuendet, L.S.; Chritensen, C.M. e Geddes, W.F. 1955. Grain storage studies 17: Effect of mold growth during temporary exposure of wheat to high moisture contents upon the development of germ damage and other indices of deterioration during subsequent storage. *Cereal Chemistry.* **32**: 270-285.

Suresh, B.N. 2007. Avaliação do resíduo da prensa de cana-de-açúcar (SPR) em termos da sua energia metabolizável e outros nutrientes em frangos de carne e poedeiras. Tese de doutoramento apresentada à K.V.A.F.S.U., Bidar.

Tiwari, S.P.; Singh, U.B.; e Mehra, U.R. 1990. Urea-molasses mineral block: its preparation and use. *Asian Livestock* (FAO), **15**(6) p. 61-65.

Topps, J. H. 1975. Alimentação em blocos e líquida para suplementação de pastagens e forragens grosseiras. In simplified Feeding for Milk and Beef. U.S. Feed Grains Council e Universidade de Aberdeen.

Turner, W. e Wright, N.K. 1963. Produto alimentar seco e método de fabrico do mesmo. Patente dos Estados Unidos US 2912331.

Uwaezuoke, J.C. and Ogbulie, J.N. 2008. Microbiological quality of commercially available poultry feeds sold in parts of Eastern Nigeria. *J. Appl. Sci. Environ. Manage.* **12**(1): 113-117.

Vlachoua, Sophia; Zoiopoulosb, Pantelis E. e Drosinos, Eleftherios H. 2004. Assessment of some hygienic parameters of animal feeds in Greece (Avaliação de alguns parâmetros higiénicos dos alimentos para animais na Grécia). *Ani. Feed Sci. and Tech.* **117**: 331-337.

Zhu, X.; Deyoe C.W.; Behnke, K.C. e Seib, P.A. 1990. Blocos de ração vazados usando subprodutos de destilaria como suplementos para ruminantes. *J. Sci. Food Agric.* **54**: 535-547.

RESUMO

O estudo foi realizado sobre a formulação de blocos de ração de escória de jaggery concentrada para suínos, de modo a aumentar o prazo de validade da escória de jaggery concentrada e a utilizá-la na época baixa. A escória concentrada de jaggery (CJS) é um subproduto agroindustrial obtido da unidade de produção de jaggery, mas devido ao seu elevado teor de humidade e açúcares redutores, fermenta em poucos dias e não é adequada para alimentação. O presente estudo consiste em duas fases diferentes: a fase I consiste na formulação de blocos de alimentação de escória de jaggery concentrada com aglutinante ou sem aglutinante. Foram utilizados dois tipos de aglutinante natural, nomeadamente *multhani mitti* e maida. Os blocos de ração sem aglutinante foram os melhores, com um odor adocicado, não duros, com menos formação de fissuras, com retenção da forma e com total aceitabilidade por parte dos suínos. A fase II consistiu na formulação de blocos de alimentação CJS com 50, 60 e 70% de CJS e com três formas diferentes: circular, tijolo e prill. Todos os blocos de ração tratados foram observados quanto a quaisquer alterações nas qualidades físicas, pH, teor de humidade%, matéria seca%, análise nutricional e contagem bacteriana total durante um período de armazenamento de dois meses. Durante este período, nenhum bloco de ração apresentou qualquer alteração física nem qualquer crescimento de fungos/bolor. Além disso, os blocos de ração em forma de pril mostraram total aceitabilidade (+) pelos porcos, mas os blocos de ração em forma circular e de tijolo mostraram aceitabilidade parcial (-) em comparação com os blocos de ração em forma de pril e não houve diferença na aceitabilidade pelos porcos entre os blocos de ração em forma circular e de tijolo. Verificou-se uma diferença significativa ($P \leq 0{,}05$) entre os tratamentos e os períodos de armazenamento dos blocos de ração no que se refere ao pH, teor de humidade%, matéria seca% e contagem bacteriana total, mas não se verificou uma diferença significativa ($P \geq 0{,}05$) entre os tratamentos e os períodos de armazenamento dos blocos de ração na análise nutricional. O pH mais elevado foi encontrado no bloco de ração contendo 60% de CJS e forma circular como 5,015±0,10 e o mais baixo no bloco de ração contendo 70% de CJS e forma de prill como 4,29±0,06. O bloco de ração com 70% de CJS e forma de prill apresentou o teor de humidade mais baixo de 15,00±1,73% e a matéria seca mais elevada de 85,00±1,73%, enquanto o bloco de ração com 60% de CJS e forma circular apresentou o teor de humidade mais elevado de 22,25±0,65% e a matéria seca mais baixa de 77,75±0,62%. A contagem bacteriana total foi mais elevada no bloco de ração com 60% de CJS e forma circular , com 7,29±0,011 $\log_{10}$ CFU/ml, e a mais baixa foi encontrada no bloco de ração com 70% de CJS e forma de prill, com 6,88±0,06 $\log_{10}$ CFU/ml. O pH, o teor de humidade e a contagem bacteriana total revelaram uma ligeira tendência para aumentar, passando de 4,65±0,09, 18,11±1,33% e 7,10±0,063 $\log_{10}$ CFU/ml em 1st dia para 4,65±0,09, 21,33±0,88% e 7,25±0,039 $\log_{10}$ CFU/ml, respetivamente, em 60th dias de período de armazenagem. Os resultados acima indicam que a CJS pode ser armazenada durante um período mais longo através da produção de blocos de ração. Entre os blocos de ração de diferentes tratamentos, o bloco de ração com 70% de CJS e em forma de pril pode ser um alimento muito bom para os suínos, uma vez que apresentou os melhores resultados em termos de pH mais baixo, contagem bacteriana total, teor de humidade e matéria seca mais elevada. Para além disso, foram necessários 5 dias para a secagem e menos mão de obra para a preparação do bloco de ração.

VITA

O autor nasceu a 9 de maio de, em 1982, no distrito de Srinagar, em Jammu e Caxemira. Passou o exame do ensino secundário superior em 2000 no Jammu & Kashmir State Board of School Education. Obteve o grau de B.V.Sc. & A.H. na Faculdade de Ciências Veterinárias e Criação de Animais da Universidade de Ciências Agrícolas e Tecnologia de Caxemira Sher-e-Kashmir, em 2008. Posteriormente, qualificou-se no exame competitivo da Índia em 2008-2009 realizado pelo Conselho Indiano de Investigação Agrícola e ingressou na Universidade G. B. Pant de Agricultura e Tecnologia, Pantnagar, Uttarakhand, em agosto de 2008, para obter o grau de mestre em Ciências Veterinárias com especialização em Produção e Gestão Pecuária (LPM).

Endereço permanente:

Dr. Raoof Ahmad Patoo,
S/O Dr. G.A Pattoo,
11 Pine Avenue, Rawalpora,
Distrito de Srinagar,
Jammu e Caxemira.
Pin : 190005.
Telefone: 09760828901
: 1942433094
Id de correio eletrónico: raoofpattoo@gmail.com

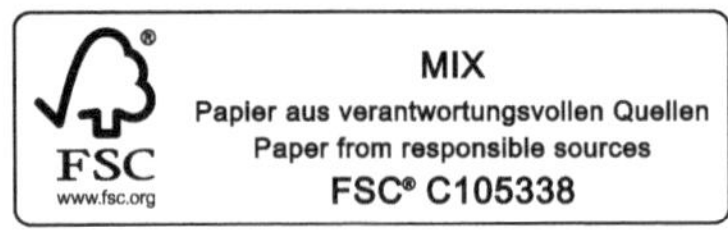

Printed by Books on Demand GmbH, Norderstedt / Germany